健康药科普

"药"有所为:做有意思的科普

顾问:赵 杰 张 玉 陆新成
主编:赵青威 王临润

ZHEJIANG UNIVERSITY PRESS
浙江大学出版社
·杭州·

图书在版编目（CIP）数据

"药"有所为：做有意思的科普 / 赵青威，王临润
主编 . -- 杭州：浙江大学出版社，2025. 4. -- ISBN
978-7-308-26161-6

Ⅰ. R98-49

中国国家版本馆 CIP 数据核字第 2025QA5168 号

"药"有所为：做有意思的科普

赵青威　王临润　主编

责任编辑	张　鸽　冯其华
责任校对	季　峥
封面设计	黄晓意
出版发行	浙江大学出版社
	（杭州市天目山路 148 号　邮政编码 310007）
	（网址：http://www.zjupress.com）
排　　版	杭州晨特广告有限公司
印　　刷	浙江省邮电印刷股份有限公司
开　　本	710mm×1000mm　1/16
印　　张	14
字　　数	202 千
版 印 次	2025 年 4 月第 1 版　2025 年 4 月第 1 次印刷
书　　号	ISBN 978-7-308-26161-6
定　　价	98.00 元

《"药"有所为：做有意思的科普》
编　委　会

序　一

在人类文明的历史长河中,药物一直在守护着人类的健康,药学知识的传承、创新与普及,始终与人类文明的进步息息相关。从神农尝百草的传说到现代医学的精准治疗,从早期《神农本草经》《本草纲目》的编纂、古希腊《希波克拉底文集》中药物知识的记载,到当前诸多药物治疗学术著作、期刊及微媒体的出版传播,药学知识的传播普及已经越来越多元化。今天,在健康中国建设的新征程中,我们开展药学科普工作的意义愈发凸显,这关乎每个人的生命健康,更是文明传承的重要纽带。

药学科普的本质是让药学知识走出深奥的"学术圈",飞进寻常百姓家,如春风化雨般渗透至人类健康活动的每一个单元。而这项工作则让药学知识及与之相关的医学知识不再是一串串生硬的医学术语、化学元素、生物名词的链接,而是充满温度且富有画面感的具象化生活智慧的集成。尤其在生命科学快速迭代叠加信息爆炸的时代,药学科普正面临着前所未有的机遇与挑战。虽然公众获取药学信息的途径和可及性不断增加、提高,但虚假信息的泛滥、专业壁垒的存在,让公众对专业、正确、科学的药学知识获取充满困惑。值得一提的是,新媒体技术及AI技术的发展、迭代为药学科普提供了全新的可能。通过生动的图文、有趣的视频、互动的直播,医药学知识可以以更亲切的方式走进人们的生活。就像文艺复兴时期,达·芬奇用精美的解剖图让医学知识焕发艺术光彩一样,今天的医药科普仍需要这种创新和创意。

当然,药学科普的创新不仅在于形式的革新,更在于理念的突破。而由浙江药学团队主创的《"药"有所为,做有意思的科普》一书恰是当前药学科普发展一种很好的映射,体现了药学科学与医学人文的交融,是理性与感性的对话。就像我们讲述一种新药的研发历程，不仅要阐释其作用机制，而且要展现科研人员的不懈追求；而当我们介绍一种疾病的药物防治方法时，不仅要说明具体步骤，更要传递医者仁心的情怀，这样的科普才能触动人心，才能让医药学知识真正服务于生活，让科普变得有意思、更有意义。

健康知识普及行动被列为《健康中国行动（2019—2030年）》15个专项行动的首位。加强健康科普，提高全民健康素养水平，我们药学人不仅需要勇担使命，更要走在前列。本书的顺利出版是我们药学科普工作的一次有益尝试，期待未来有更多的药学人加入"有意思"的科普工作中，为健康中国添彩，为人类健康赋能。

中华医学会临床药学分会前任主任委员

2025 年 3 月

序 二

人民健康是社会主义现代化的重要标志。党的十八大以来，以习近平同志为核心的党中央始终坚持人民至上、生命至上，把保障人民健康放在优先发展的战略位置，并明确指出提高人民健康素养是提高全民健康水平最根本、最经济、最有效的措施之一①。值得注意的是，随着人口老龄化的加剧，我国所面临的健康挑战也越来越严峻，而健康科普作为提升全民健康素养、促进大众树立正确健康观念的关键手段之一，其重要性日益凸显。另外，从《"健康中国2030"规划纲要》到健康中国行动，再到一系列相关政策法规的出台，都明确强调了普及健康生活、加强健康教育的重要性。

在日常生活中，合理用药是保障健康的关键环节之一。而在健康科普的宏大版图中，药师无疑也是不可或缺的重要力量，在新形势下大有可为。作为掌握专业药学知识的特定群体，药师能够为公众提供精准、科学的用药指导，帮助他们正确认识药物的作用、用法用量、不良反应等关键信息，避开用药"误区""雷区"，从而避免用药不当而对人体造成损害。当前，药学科普不再仅仅是一项"锦上添花"的工作。近年来，药师同仁们不断加入科普第一线，通过开展形式多样的药学科普活动，走进临床、深入社区，开展药学义诊、科普讲座、合理用药宣教等，并拓展至微媒体平台，将合理用药知识送到千家万户，极大地提升了药学科普的可及性。同样值得关注的是，在信息爆炸的时代，良莠不齐的资讯大环境迫切需要药学同仁发挥专业优势，开展高质量的药学科普，主动承担起守护健康公信力的责任，在健康科普生态中打造织牢织密一张过滤虚假信息、传播科学真

---

① 习近平. 在全国卫生与健康大会上的讲话. 2016年8月19日.

理的防护网,有序引导公众树立正确的用药意识,建立"每个人是自己健康第一责任人"的理念,全方位、全周期保障人民健康。

那么,如何开展高质量的药学科普呢?《"药"有所为,做有意思的科普》的出版就提供了一个很好的样板。在科普理念上,该书编委始终站在读者的角度,尝试从读者的知识水平和认知能力出发来创作内容,注重趣味性和实用性相结合,内容中融入有趣的故事、漫画、图表等元素,增强可读性,并配有专家导读,便于读者更好地理解内容。在选题策划上,该书紧扣大众关心的热点和痛点,设置了常识用药、对症用药、儿童用药、科学识药四个模块,可为同行策划组织选题提供参考。在内容创作上,通过生动的案例、简洁的语言和形象的比喻,将专业知识转化为大众易于接受的内容,这是值得学习借鉴的创作技巧。在呈现形式上,采用图文并茂、多板块设计的方式,设置有知识问答、小贴士等板块,增加了与读者的互动,为同行开展药学科普工作时在内容呈现和读者互动方面提供了有益的借鉴,既可作为社会大众的合理用药家庭案头书,也可作为卫生专业技术人员普及合理用药知识的重要参考书。

最后,我殷切希望更多的药师能够从《"药"有所为,做有意思的科普》一书中汲取灵感和经验,并将其加入药学科普工作中,携手共进,在药学科普的道路上不断探索前行,使公众掌握更多的用药知识,提高用药安全意识,为健康中国建设贡献我们药师的力量。

中华医学会临床药学分会候任主任委员
2025 年 3 月

前　言

随着健康中国战略的持续推进,公众健康素养水平显著提升,人们对疾病和药物的认识不断深入,而药学科普作为大众健康传播的重要组成部分也获得了长足发展。如何打造一系列老百姓喜欢看、看得懂的优质药学科普作品,已成为广大药师重点关注的工作内容之一。

有别于传统"说教式"的单向知识灌输,新时期药学科普更加注重全民参与互动体验的立体化传播,这也给我们科普创作提出了新的要求。为尝试解答这一新命题,2023年浙江省医学会临床药学分会发起药学科普大赛,省内外药学同行积极响应投稿,最终共决出一等奖……我们也从中获得了本书创作的思路并付诸行动,即以大赛优秀作品为蓝本,从创作高质量的药学科普作品入手,通过专家导读引导读者理解科普作品,进而激发药学工作者做有意思的药学科普。本书以"药"为主线,汇集了浙江省百余名药师的智慧结晶,书中科普作品主要来源于从事药学科普工作的一线人员,且注重证据选择的循证性、论证的逻辑性及呈现形式的生动性。经过科普大赛的淬炼,50余份优秀科普作品被有序纳入常识用药、对症用药、儿童用药、科学识药四个板块,每篇科普作品均配以专家导读及点评,对科普主题背景深层次描述、主题的进一步引入、科普推广价值或创作不足之处进行了剖析。此外,在设计方面,作品中如有涉及少见难懂的专业词汇,我们还设立有独立的名词解释小贴士,方便大众理解;同时在每篇文章后设置"延伸阅读"或推荐的相关科普资源获取路径,从而使每个科普作品既具备循证思维,做到对证据进行慎重选择,又通过语言、图例、表格等将专业知识与读者群体的需求及其健康素养完美匹配,做到科学易读,让读者在轻松阅读中能够学到对生活有帮助的知识,提高自身的用药安全意识和能力。

当然，这仅仅是我们探索高质量药学科普工作的一个起点。随着时代的发展，社交媒体、移动应用不断普及，人工智能技术快速更新迭代，同时虚假药物信息和伪科学也大量充斥，如何在海量的互联网生态中传递有效、科学、正确的药物知识，成为药学人做好药学科普面临的重要挑战，这就要求我们以更饱满的热情、更专业的素养，积极投身到多元化的药学科普事业中。在此，我们要紧跟时代步伐，不断创新科普形式和内容，充分利用新技术、新平台，让药学科普更加贴近大众、深入人心，这样才能构筑起一道保障全民健康的坚固防线。因此，健康科普，"药"有所为，不仅未完待续，而且任重道远。

最后，感谢浙江大学教育基金会、浙江省医学会临床药学分会、浙江省医院药事管理质控中心及各编委所在医疗机构对本书的顺利出版给予的鼎力支持；此外，在本书的编写过程中，我们还吸纳了众多临床专家、药学专家及专业媒体老师的宝贵建议和意见，在此一并致以诚挚谢意。

限于时间和编者水平，书中难免存在疏忽或纰漏之处，希望读者及时指正，同时也欢迎致力于药学科普的广大同道一起探讨交流，以便再版时补充修订，更臻完善。

浙江省医学会临床药学分会主任委员

浙江大学医学院附属第一医院

2025 年 3 月

目　录

第四部分　科学识药　/ 155

第一部分　常识用药

一袋输液的自白

专家导读

　　静脉输液大家都不陌生，就是人们常说的"打点滴""挂盐水""打吊瓶"等。从原理上来说，它是利用大气压和液体静压将无菌液体、电解质、药物和营养物质等经静脉输入人体内的方法，是临床最常用、最直接有效的治疗手段之一。2023年药品不良反应/事件报告中，注射给药占56.3%，而静脉注射给药又占其中的91.1%。国家卫生健康委办公厅发布的《关于印发2023年国家医疗质量安全改进目标的通知》明确将"提高住院患者静脉输液规范使用率"列为十大目标之一。当前，合理使用静脉输液已成为保障医疗安全和大众健康的一个重要环节，需要全社会积极倡导和科学普及。下文从第一人称自述的视角，通过输液的自我介绍、常见的输液使用误区解读、输液的合理使用要求等，为大众普及合理输液知识，树立正确的输液理念，生动形象地阐述了"静脉输液是一把'双刃剑'"，提出只有在明确需要静脉输液的情况下才合理选择静脉输液，切勿盲目偏信。

（导读专家：赵青威）

　　大家好，我叫"静脉输液"，小名"打吊瓶""挂盐水"等，我的职责是救死扶伤，许多人因为怕疼而很害怕我，但也有很多人非常喜欢我，觉得我能药到病除。然而，我到底是什么样的呢？请让我一一道来。

静脉输液的自我介绍

　　我利用压力差原理，通过静脉将无菌液体、电解质、药物和营养物质等输入人体内。与口服药物相比，我不需要经过消化系统吸收和肝脏代谢，因此我起效更快，作用的浓度也更高。但是，静脉输液是一把"双刃剑"。由于静脉给药是一项有创操作，药液直接进入血液循环，因此我的风险更高。与我有关的不良反应大致有胃肠道反应、过敏反应、热原反应、晕针反应、静脉炎、急性肺水肿和空气栓塞等。当然，为了减少这些情况的发生，我的出生环境、质量检查都非常严格，只有我体内的微生物、热原、澄明度、渗透压、pH、安全性和稳定性等各项指标都符合要求了，我才能为大家服务。

大家对我的误解

误解一：感冒了，口服几天药没效果，去输液好得快

有些人误认为输液"包治百病"，无论什么疾病都可以通过输液治疗，并且比口服用药更加有效。其实，像普通感冒多是由病毒引起的，患者依靠自身免疫力就能痊愈或改善，口服药物或输液均不能明显缩短病程。只有发生了严重感冒，高热不退、意识模糊或继发细菌感染等情况，才需要通过医生判定来决定是否需要输液。

误解二：正常人可以靠输营养液增强体质

静脉输注的营养物质是指糖类、氨基酸、脂肪乳等，可以为危重症患

者提供营养支持。通常情况下,不建议正常人输注营养液。只有不能进食、严重营养不良或胃肠道吸收极差的患者,才可以根据需要输注营养液。

误解三:输液可以疏通血管

真正意义上的疏通血管指的是脑卒中(俗称中风)或心肌梗死患者通过溶栓药物、血管支架、搭桥等方式使缺血组织重新获得血供;另外,就是长期口服抗血小板药物、抗凝药物或降血脂药物来预防血管阻塞。输液对疏通血管的作用微乎其微,而且输液中的微粒进入血液循环,易导致毛细血管阻塞,适得其反。

误解四:住院不输液等于没看病

不少人认为自己住院了,医生就必须安排输液治疗。其实,目前大多数疾病已经有标准的治疗方案,不是所有的疾病都需要输液治疗,比如糖尿病治疗以口服药物与皮下注射为主,不需要我本人出马。因此,是否需要输液要遵从标准的治疗方案,听取医生的专业意见,要放下自己给自己诊断开药的观念。

什么时候需要我?

有的人一患病就想到我,认为用我好得快,其实这是不可取的。虽然与口服药相比,我的确具有起效快、作用浓度高、剂量易计算等优点,但我也存在一系列缺点,比如易发生不良反应,且更快、更严重。

有人认为,输液不亚于一场小手术。世界卫生组织建议,能口服不肌注,能肌注不输液。因此,大家记住千万不能随意输液,口服既便宜又方便、安全,更不用忍受扎针之苦,能口服的患者请优先选择口服。只有在其他用药方式不能满足疾病治疗要求时,才需要我来登场。

我通常用于以下情况:①患者昏迷或吞咽困难而不能口服药物;②患者发生反复呕吐或严重腹泻,影响口服药物吸收;③患者病情紧急、危重,需要药物迅速起效。

目前,国家卫生健康委提倡降低住院患者静脉输液使用率,全国各地也出台了限制门诊输液的相关政策。综上所述,大家应该知晓了随意输液的危害,就诊时不要自作主张要求输液,而应遵医嘱。

滥用输液可以说是"杀敌一千,自损八百",虽然我很乐意为大家消除病痛,但是请把我留给更有需要的人,合理使用医疗资源,方便我更好地为大家的健康保驾护航。

专业术语解释

1.热原反应:输液过程中,致热原进入人体后作用于体温调节中枢而引起的发热反应。

2.静脉炎:是机体静脉血管内的急性无菌性炎症,表现为沿静脉走向出现条索状红线,穿刺部位出现红、肿、热、痛,严重者会造成血栓形成,有时伴有畏寒、发热。

3.急性肺水肿:短时间内输入液体过多,导致患者出现急性肺水肿,主要症状有咳粉红色泡沫样痰、呼吸困难、端坐呼吸、双肺湿啰音等。

4.空气栓塞:主要指输液管内空气进入人体血液循环,阻塞肺动脉的主要通路,进而阻断肺部和心脏的血液供应,致使肺、心脏、脑等重要脏器发生严重的缺血和缺氧,表现为突发的胸痛、咯血、呼吸困难等。

供稿 许丽丽
插画 林田田

小小药片，大有讲究

专家导读

2022年9月17日，第4个世界患者安全日的活动主题是"用药安全"。普及和强调正确用药的观念，有助于提高人们的安全用药意识，更好地维护健康。如下文所举的例子，若不慎吞服泡腾片，可能造成窒息等严重后果。"用药安全"虽然仅有4个字，但涉及用药的各个方面。下文深入浅出地介绍了如何安全使用不同类型的药品，将理论知识贴近日常生活。

（导读专家：王建平）

目前，可供人们选择的药物种类越来越多，如片剂、散剂、颗粒剂、胶囊剂、气雾剂、粉雾剂、粉针剂等，其中片剂又包括泡腾片、分散片、咀嚼片、缓释片、控释片、肠溶片、舌下片、口崩片、含片等。

没想到小小的药片竟有那么多种类。然而，它们之间有什么区别，又该如何服用？日常生活中，很多儿童、老年人，甚至一些中青年人可能对此不是很清楚。然而，药品如果使用错误，那么不仅会影响疗效，而且可能造成严重后果。

泡腾片、分散片和咀嚼片

曾有媒体报道儿童吞服泡腾片导致窒息死亡的事件。注意：泡腾片不能直接吞服，也不能嚼碎服用，因为泡腾片含有有机酸和碳酸氢钠，遇水会产生大量二氧化碳，如果直接放入口中，那么有可能引起窒息甚至导致死亡。常见的泡腾片有维生素C泡腾片、乙酰半胱氨酸泡腾片等。泡腾片正确的服用方法是：取半杯凉开水或温开水，然后将药片放入杯中，等待气泡完全消失、药物完全溶解，再摇匀服下。

除泡腾片之外，分散片也可以放入水中崩解后服用，但其不会产生气泡。常见的分散片有头孢地尼分散片、氨溴索分散片等。此外，分散片也可以像普通片剂一样用温水送服，或者含于口中吮服并适量饮水。

~妈妈难受

泡腾片千万不能直接吞服

咀嚼片可以像糖一样嚼着服用。常见的咀嚼片有铝碳酸镁咀嚼片、孟鲁司特钠咀嚼片、碳酸钙 D_3 咀嚼片等。咀嚼片常含有蔗糖等甜味剂，口感较好，小朋友比较容易接受。对于还未长出乳牙的婴幼儿，家长可以将药片碾碎后喂服。

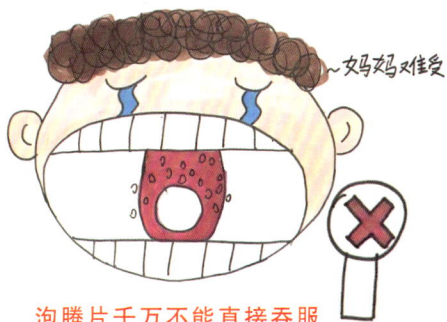

缓释片、控释片和肠溶片

缓释片、控释片是两种特殊的剂型，两者使用特殊的制备工艺制成，设计的目的是缓慢、恒定地释放药物。缓释片、控释片不能随意掰开、剪开或碾碎，否则会破坏其结构，使药物在短时间内迅速释

缓/控释片是特殊的剂型
不能随意剪开

放，易造成药物过量甚至中毒。像硝苯地平控释片、非洛地平缓释片等都不能掰开服用，否则极有可能造成低血压甚至休克等。

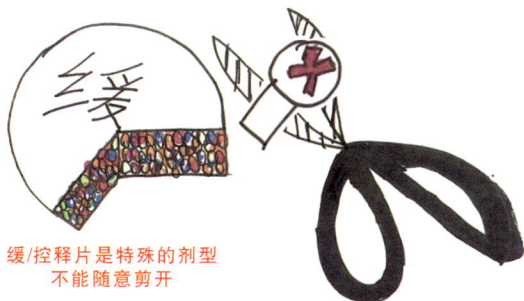

只有小部分缓释、控释制剂可以掰开服用，比如琥珀酸美托洛尔缓释片，该药物表面有一道刻痕，我们可以沿着刻痕掰开或使用专用的药片分割器切开。

肠溶片也不能随意掰开服用，比如常见的阿司匹林肠溶片要整片吞服，主要是为了保护药物不被胃酸破坏而失去药效，同时也可避免药物损伤胃而加重一些患者的胃部疾病。

当我们不清楚药片能不能掰开服用时，可以先仔细阅读药品说明书，或者咨询医生和药师。

舌下片、口崩片和含片

硝酸甘油是我们最熟悉的舌下片,它是一种缓解心绞痛的急救药物,正确的服用方法是舌下含服,这样药物可以被迅速吸收,快速发挥作用。硝酸甘油不可以吞服,否则不仅吸收慢,而且会被肝脏代谢,效果大打折扣。在胸痛发作时,立即舌下含服一片硝酸甘油,一般2～3分钟起效;如果胸痛未缓解,可在5分钟后再含服一片;如连服3次胸痛仍未缓解,则可能是急性心肌梗死,应立即拨打120急救电话,尽快送医。另外,需要注意的是,服药时患者最好坐着或半躺着,而不要站着,因为硝酸甘油会使血压降低,可能导致眩晕甚至跌倒。此外,也不建议完全平躺用药,因为那样可能加重心脏负担,不利于恢复。

口崩片是一种新的片剂形式,常见的药品有布洛芬口崩片、奥氮平口崩片等。将药片放入口中,不需要饮水或者咀嚼,几秒之后药片就崩解了,很快吸收,对吞咽困难者、儿童等人群非常实用。

说到含片,大家接触比较多的有复方草珊瑚含片、西瓜霜含片等,通常用于治疗咽喉肿痛。含片应放在口中舌根部,缓慢含化。不要急于咀嚼,更不要吞服,也不要立即饮水,以使药物多与咽喉部接触,增加作用时间,这样才能更好地发挥疗效。

为了方便大家记忆,我们还编了一段顺口溜

泡腾片,暴脾气,泡泡澡,消消气;
分散片,较随意,可以泡,可以含;
咀嚼片,最容易,嚼一嚼,咽下去;
肠溶片,缓释片,怕分离,要完整;
舌下片,不能吞,放舌下,吸收快;
说明书,很重要,服药前,看仔细。
小小药片,大有讲究,你学会了吗?

供稿 张婧斓
插画 白梦如

药品开封后能保存多久？过期药该怎么处理？

　　"孩子上次生病时开的口服液还剩很多，现在还能喝吗？"

　　"眼药水打开放了很久了，现在还能用吗？"

　　在日常生活中，您可能有如上所述的问题。确实，一些药品开封后，如果无法一次性用完，我们通常放入家庭小药箱，过段时间再继续使用。很多人认为开封的药品只要未过保质期就可以正常使用，真的是这样吗？其实不然，很多药品开封后，使用期限会大打折扣。而对于过期的药品，我们又该如何处理？下面就带大家了解药品开封前后的保质期与储存方法，学会正确处理过期药品，从而管理好我们的家庭小药箱。

药品开封前与开封后的保质期不同

　　首先，我们需要明确：有效期≠使用期限！

　　药品有效期：指在规定的贮藏条件下，药品质量能够符合规定要求的期限。比如"药品有效期至2023/12/31"，表示该药品在未开封的前提下，在说明书规定的储存条件下，可保存至2023年12月31日。

药品使用期限：药品在原有包装首次开启后，仍可被使用的期限。药品开封后，易受到环境的影响，如水分、细菌等均会导致药品变质。因此，一旦拆开密封包装，很多药品的使用期限会大大缩短。

不同类型的药品，开封后的使用期限不同

独立包装的药品：如独立小袋包装的颗粒剂、单支的口服液、铝塑包装的片剂和胶囊剂等由于密封性良好，基本不会受环境影响，以包装盒上注明的有效期为准。

瓶装药片和胶囊：此类药品开封后使用期限通常不超过6个月。药品开封后，使用时需仔细观察药品性状，药品一旦出现外观、气味、颜色、性状改变，就不能使用。

大包装的颗粒剂和粉剂：建议在开封后1个月内用完，一旦出现吸潮、软化、结块等现象，则不宜继续使用。

口服液体制剂：口服的溶液、混悬剂和乳剂启封后，在瓶口及瓶盖未受污染的情况下，常温可保存2个月；开启后的糖浆剂在室温下可保存1个月左右。该类制剂保存时注意放在阴凉干燥处。在炎热的夏季，药品保存时间往往相应缩短。药品若出现酸败、异味，及产生气体或沉淀物等变质现象，则不能服用。另外，我们还需注意，不要用嘴直接对着瓶口服药，这样易导致口中的细菌进入瓶内而污染药物，造成保存时间大大缩短。

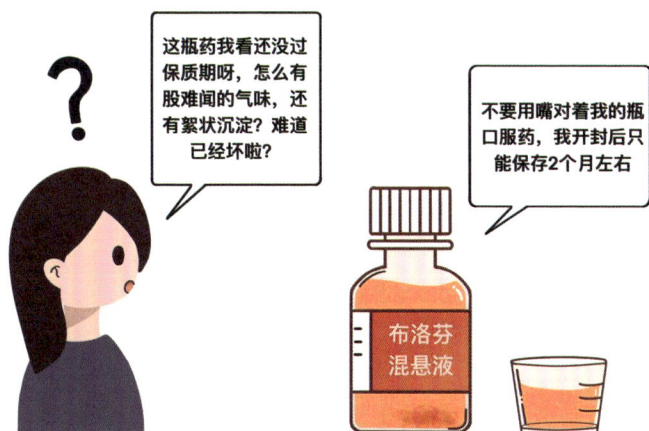

软膏剂、乳膏剂：开封后一般可在室温下保存2个月，若出现明显颗粒、溶化，或出水现象严重、有"油耗味"等，则不宜使用。

眼用、鼻用、耳用制剂：滴眼液、眼用凝胶、眼膏、滴鼻液、滴耳液等启封后，使用时间不超过4周。而单剂量包装的眼药水开封后应在24小时内使用。

上述药物开封后，均需在说明书规定的储存条件下保存，如果储存不当，可能迅速变质。

生物制剂：例如胰岛素，开封前应储存在冰箱2～8℃冷藏室；开封后在室温下（25℃以下）存放时间不超过28天。不同种类的胰岛素会略有差异，使用时以说明书为准。

而我们在医院取的用包药纸袋分装的药品，由于纸袋易受潮、密封不严，建议在医生开具的疗程内使用完毕。

药师建议，如果药品一次用不完，开封时应在药盒上标注开封日期，以便下次使用时可以确认药品是否仍在使用期限内。

过期、失效的药品如何处理

过期、失效的药品都不建议使用，尤其是过期药品，使用的危害较大。我们要定期整理家庭小药箱，但过期、失效的药品不能随意丢弃在普通垃圾桶内。过期药品属于有害垃圾，目前很多城市开展了垃圾分类，我们可以将过期药品连同内包装一起放入有害垃圾桶。

那么，哪些是内包装呢？简单来说，内包装就是与药品直接接触的包装，比如片剂、胶囊剂的铝塑包装，口服液、滴眼液的塑料瓶，气雾剂、喷雾剂的装置等。而不与药品直接接触且未被污染的外包装，比如纸盒，可以撕毁后放入可回收垃圾桶。

另外，很多地方开展了过期药品回收工作，

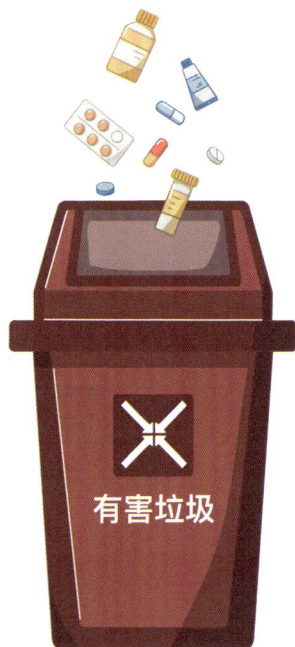

有害垃圾

如一些地方药品监督管理部门设置有过期药品回收点,有的药企、药店、社区卫生院、医院也向公众提供过期药品回收服务。此外,也可以将过期、失效的药品送至专门的机构进行处理。

为减少资源浪费,我们呼吁大家理性备药,正确储存,合理用药。

供稿　白梦如

插画　林田田

哺乳期妈妈如何安全用药？

专家导读

哺乳期妈妈一旦患病，往往会陷入母乳喂养与服药治病的两难抉择中，用药吧，担心会影响宝宝；不用药吧，又担心延误治疗而影响长远的身体健康。一部分哺乳期妈妈担心自己服药后给宝宝喂母乳会出现问题，为了母乳喂养不间断，会选择硬扛而不服药；一部分哺乳期妈妈即使用了药，出于对母乳喂养的担心，也会忐忑不安，甚至中途擅自停药而影响身体康复。下文以哺乳期妈妈的用药焦虑为切入点，简明扼要地解析了药物从母体通过乳汁进入宝宝体内发挥作用的方式、哺乳期用药原则、药物的哺乳期安全性等级获取路径，回答了误用哺乳期禁用的药物该如何处理，以及宝妈们在发热、咳嗽、感染、过敏等情况下的用药选择，解答了大众对哺乳期用药的困惑。因此，哺乳期妈妈患病后要科学应对，不要硬扛。

（导读专家：羊红玉）

母乳含有丰富的营养物质和免疫活性物质，是婴儿最理想的天然食物。母乳喂养不仅可以降低婴儿患病的风险，而且可以促进婴儿生长发育。国家卫生健康委发布的《母乳喂养促进行动计划（2021—2025年）》（国卫妇幼发〔2021〕38号）推荐，在婴儿出生后的前6个月，倡导纯母乳喂养；对于6～24个月的婴幼儿，在科学添加辅食的同时，鼓励母亲继续进行母乳喂养。

然而，母乳喂养过程中难免会遇到突发事件，如当母亲患病时，为了继续哺乳可以不服药吗？如果需要服药，那么是否需要暂停哺乳？在哺乳期，哪些药物是安全的？下面我们带您了解哺乳期妈妈如何安全用药。

哺乳期妈妈患病后能服药吗？

很多哺乳期妈妈患病后担心服药会对宝宝造成伤害，宁愿自己承受疾病带来的痛苦。然而，妈妈们此时不能硬扛，而应及时就医。哺乳期也可以安全用药。

药物经妈妈胃肠道吸收后进入血液，再到达乳汁，乳汁中的药物含量微乎其微，而微量的药物被宝宝胃肠道吸收后要进入血液才能真正发挥作用。因此，妈妈们不要盲目硬扛，而要安全、合理地用药。

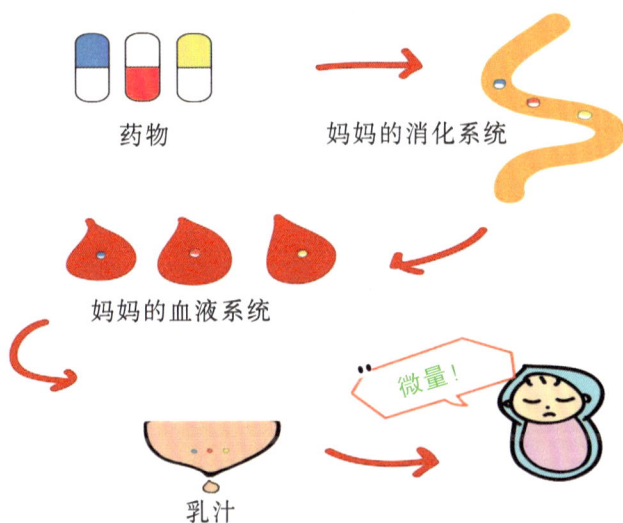

药物　　妈妈的消化系统

妈妈的血液系统

微量！

乳汁

哺乳期用药怎么选择呢？

临床上，哺乳期用药安全性大多参考美国儿科学教授 Hale 提出的哺乳期用药安全分级（即 L 分级）判断。对于哺乳期妈妈，用药推荐选择 L1和 L2 级的药物，千万不要使用 L5 级的药物！

妈妈们可以通过查阅《妊娠期哺乳期用药》《中国国家处方集》、LactMed 网站，以及咨询药师门诊及医生等，获取药物的哺乳期安全性等级。

哺乳期用药需遵循哪些原则？

哺乳期用药应遵循以下五大原则。

原则一：能外用不口服，能口服不输液

外用药物经妈妈皮肤吸收进入体内，最终进入乳汁的量非常少。而药物口服的生物利用度又低于静脉输液。因此，从药物剂型来看，能外用不口服，能口服不输液。

原则二：选择短效的药物

短效和长效指药物在体内消除时间的长短。半衰期短的药物清除快，增加哺乳时间与服药时间的间隔，可有效减少药物进入乳汁的量。

原则三：尽量选择单一成分的药品，不推荐选择复方制剂

服药前应先关注药品外包装盒上的"成分"一栏，单一成分的药品更安全。部分复方感冒制剂、中成药等成分复杂，可能含有危害婴儿健康的成分。

原则四：推荐选择儿童药物

优先选择儿童药物，而非成人药物。儿童药物对儿童群体的安全性更加明确，哺乳期妈妈服药后对婴儿的影响也相对较小。

原则五：注意服药和哺乳的时间间隔

哺乳时间应在服药后3～4小时，避免在体内药物浓度最高时哺乳。

不小心误用药物怎么办？

妈妈若无意间误服哺乳期禁用的药物，千万不要惊慌，此时需要做的是先停药，暂时停止哺乳。停止哺乳期间一定要使用吸奶器按时吸出乳汁，确保母乳的量不减少。然后，查阅说明书中药物的半衰期，一般在5个半衰期后，体内的药物基本被消除，之后妈妈就可以正常哺乳了（可参考下图计算）。此外，也应及时就医，寻求医生或药师的帮助。

代谢

约35%的罗红霉素在肝脏中代谢。已鉴定出三种代谢物,可在尿液和粪便中检测到。

血清中的半衰期　　　　　　　　　　　12×5＝60小时

在成年人体内,血浆中药物消除半衰期为8～12小时;在儿童体内,为20小时。肝功能受损的患者,药物的半衰期延长。肾功能严重受损的患者,药物消除半衰期约为16小时。

对于常见疾病,有哪些推荐用药?

当哺乳期妈妈出现以下症状时,请优先选择推荐的安全性更高的药物。

发热头痛:推荐对乙酰氨基酚(L1)、布洛芬(L1);不推荐复方感冒制剂(酚麻美敏等)。

化痰止咳:慎用右美沙芬(L3);若咳嗽影响睡眠,可在医生的指导下使用。禁用可待因(L4),因其可导致婴儿呼吸抑制、嗜睡等。

感染:推荐选择安全性较高的抗菌药物,比如青霉素类(阿莫西林)、头孢菌素类(头孢呋辛);不推荐使用四环素类(多西环素,L3)、喹诺酮类(左氧氟沙星,L2)等。

过敏:推荐选择中枢神经系统不良反应较小的氯雷他定(L1)、西替利嗪(L2);不推荐选择酮替芬(L3)和氯苯那敏(L3)等。

供稿　廖　莉
插画　廖　莉

小药片的精彩"一生"

专家导读

　　早在殷商时期，人们就已经有药物汤剂的概念，也就是药材经水煮后饮用。为了方便药品的储存、携带、使用和工业化生产，人们设计了几十种药物剂型，其中片剂和胶囊是最常见的口服剂型。口服药品在消化道充分溶解，转变成药物分子被吸收入血液，然后经血液送达全身，包括发挥治疗作用的部位；同时，人体会启动自身保护机制来分解这些外来物质，或者通过肾、胆等器官把药物排出体外。下文生动、有趣地介绍了小药片在体内的"旅程"和变化。

（导读专家：林观样）

　　大家好，我是一个小药片，英文名字叫Tablet。

　　我大多是白色的，但有时也会穿颜色鲜艳的衣服以便区分。无论是圆形的、椭圆形的、菱形的还是三角形的，都是我。我从药厂"出生"以后，套上铝箔，或者和其他兄弟们挤在一个瓶子里，通过物流被送到药店、医院的药架上，每天看着人来人往，静静等待那个最重要的人。我从出生的那一刻起就知道了自己的生命长度，人们称之为"药品保质期"。因此，我十分珍惜生命中的每分每秒，想要实现自己的人生价值。

　　一天，药师把我交到了患者手中，我大展身手的时刻终于到来了。以最常见的口

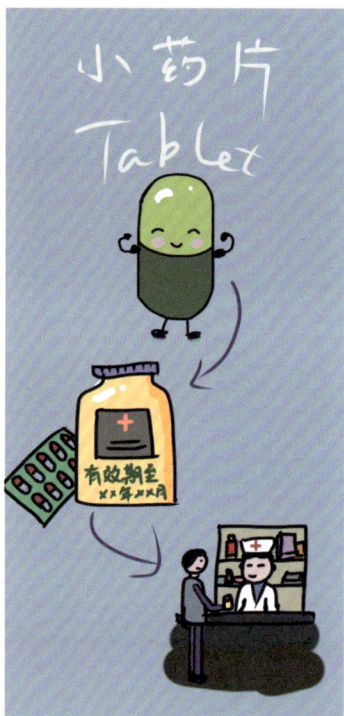

服给药为例，我来讲讲我在人体内的"旅程"和变化。

我从患者口中顺着水流一路经过咽部、食管，来到胃和小肠。我渐渐地被溶解，释放出可以"消灭"疾病的小分子，跨过黏膜，来到第一站——肝脏。在肝脏，我有一部分被直接代谢，提前"game over"，所以真正进入血液的有可能不是完整的我，人们称之为"首过效应"。例如大家所熟知的心绞痛治疗界的"扛把子"——硝酸甘油，就是因为"首过效应"严重而不能吞服，需要舌下含服。但也有例外，如阿托伐他汀钙就是要在肝脏代谢后才能从无活性的药物转变成有活性的药物，犹如打通了任督二脉。

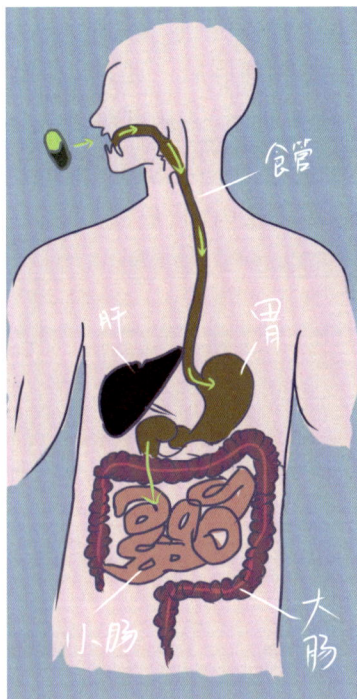

血液循环就像人体内的交通枢纽，药物小分子或代谢产物像坐在一条小船上开心地"随波逐流"，一路漂到心、肝、脑、肺等人体部位。大脑"门口"有个看门的，叫"血脑屏障"，它可不太好说话，只把极少数脂溶性高、体积小的物质放进去，其余一概拒之门外。不过我也不在意，毕竟那里真正用到我的地方很少。它们一路漂、一路看，当找到中意的"靶点"，就会停下来，牢牢地结合上去，发挥药效。当然，如果它们比较"花心"，这里也去，那里也去，可能会相中多个"靶点"而引起不良反应。它们前赴后继，累积到靶点部位，药效也就逐渐增强。药物在人体内可能遇到许多挑战和考验。例如，有些患者可能存在吸收障碍或代谢异常，使药物无法发挥最佳效果；不同药物的分子之间可能发生相互作用，进而影响疗效。但无论遇到什么困难，我都会尽我所能，发挥出最佳的药效。这一切都完成后，就到了我"事了拂衣去，深藏功与名"的时刻。

我可以从尿液、胆汁、唾液等不同途径排出体外。其中，我最喜欢的是在肾脏兜一圈，经尿液排出来。当然，我有时候也会从乳汁中排出去。

此处划重点，哺乳期妈妈用药要格外注意哦！此外，有部分水溶性差的我还要回到肝脏。是的，您没有听错。肠—肝—肠—肝，来来回回，这就是"肠肝循环"。从肝脏到人体其他各部位再回到肾脏的血液循环速率大约是每分钟一次，我可没有贪玩，每次循环都有一部分我被代谢和过滤，完成在人体内的"旅程"。

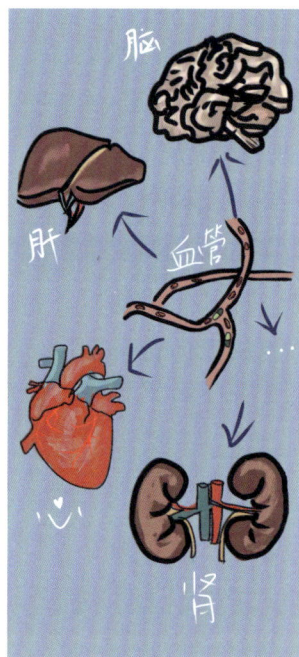

患者无论口服什么药物，都会经历这些基本步骤，而药物进入血液循环的量和在人体内的运行速度会因为药物的种类及患者年龄、肝肾功能不同而有所变化。因此，可以通过药物代谢动力学具体深入地研究该过程。

我是一个小药片，我的一生简短而又精彩。

我愿为你付出一切，换你健康的笑颜。

虽然我的生命只有一次，但能够精准找到"靶点"，

为解人类之病痛，奋力执着，拼命向前。

待功成身退，挥一挥衣袖，不带走一片云彩。

这就是我平凡而又精彩的生命旅程。

专业术语解释

1.首过效应:指某些药物经胃肠道给药,在吸收入血液循环前,在肠黏膜和肝脏被代谢,而使进入血液循环的原型药量减少的现象,也被称为第一关卡效应。

2.血脑屏障:是存在于血液与脑组织之间的一层保护性屏障系统,它允许脑组织所需的营养物质通过,有效阻止一些异物和大分子物质通过,防止血液中的有害物质侵入脑内而造成脑损伤。

3.肠肝循环:指经胆汁或部分经胆汁排入肠道的药物,在肠道内又重新被吸收,经门静脉又返回肝脏的现象。

供稿　张　　艳
插画　张　　艳

爱眼护眼，让"eye"照亮世界

专家导读

　　作为人体感知世界的器官之一，眼睛的功能对于日常工作和生活是至关重要的。在现代社会，由于长时间使用电子设备、紫外线暴露等，眼睛易出现疲劳、干眼症、近视、远视、蓝光伤害等问题。如何保护眼睛、保护视力，下文为我们提供了较为全面的解答。文章介绍了眼睛的生理结构、具体功能、工作原理等，列举了不良生活习惯导致的一些常见眼部问题及其发生原因。关于如何保护眼睛，文章也提供了实用的建议，包括预防近视的措施、放松眼睛的方法、护眼食物的选择，以及如何正确使用眼药水等。此外，文章还列举了需要立即就医的紧急情况，以便读者在出现严重问题时能够及时采取行动。

（导读专家：黄萍）

　　眼睛是人们感知世界的重要工具之一。在日常工作、生活中，人们会用眼睛看手机、看电视、用电脑、读书……那么眼睛是如何工作的呢？

眼睛的结构

　　眼睛属于视觉器官，包括眼球及其附属器。眼睛所占的体表面积和容积虽小，但其功能对生活和工作是至关重要的。

1. 眼球

眼球是一个球形器官，分为眼球壁和眼球内容物两部分。

眼球壁：分为外膜、中膜、内膜。

眼球内容物：包括晶状体、房水和玻璃体。

2.眼的附属器

眼的附属器包括眼眶、眼睑、结膜、泪器和眼球外肌等。

眼眶：为四边棱锥形骨腔，容纳眼球。

眼睑：分为上睑和下睑，上睑较下睑大而宽。眼睑的游离缘称为睑缘。

结膜：为一层透明的薄黏膜，覆盖在眼睑内面和眼球前面，止于角膜缘。结膜以上、下睑缘为外口，形成一囊，称为结膜囊。结膜分睑结膜、结膜穹隆和球结膜。

泪器：分为泪液的分泌物（泪腺、副泪腺）和排出部（泪点、泪小管、泪囊和鼻泪管）。

眼球外肌：包括内直肌、外直肌、上直肌、下直肌、上斜肌、下斜肌和上睑提肌。

小贴士

为捕捉光的信息，眼睛必须暴露于体表，这增加了它受外伤和外界病原体侵袭的机会。眼睛的疾病最终会影响视觉功能。视力丧失会使患者承受痛苦，也会给家庭带来不幸。

眼睛工作的原理

眼睛能够看见物体是因为光线进入眼内，首先通过"第一个镜头"角膜，然后通过"第二个镜头"晶状体投射在视网膜上，映射出影像，最后大脑中就出现对应的影像，这个过程只需0.002秒。看远处物体时，进入眼内的光线是平行的，此时晶状体被拉伸变薄，视网膜聚焦映射出影像；看近处物体时，由于光线距离眼睛较近，进入眼内的光线呈发散状态，此时晶状体调整变厚，使焦点重新落在视网膜上，从而可以清楚地映射出影像。

眼部常见的健康问题及其原因

在现代社会，各种电子设备的长时间使用及快节奏的工作和生活常使眼睛处于疲劳和干涩状态。另外，紫外线、尘埃等也会对眼睛造成影响。如果不注意保护，眼睛会出现不适甚至发生病变。

1.眼疲劳

长时间用眼，例如使用电脑和手机，都会导致眼疲劳。眼疲劳的症状包括眼部干涩、刺痛、视力模糊等。

2.干眼症

过度用眼可能导致干眼症，这是因为眨眼次数减少，从而使泪液分泌减少。泪液是保持眼球湿润的一种重要物质，泪液缺乏会导致眼睛出现干燥、发红、刺痛等症状。

3.近视和远视

用眼过度可能导致近视或远视。长时间看近处的物体会使眼睛长期处于"用力"状态，导致近视；长时间看远处的物体，则会使眼睛长期处于"放松"状态而导致远视。

4.蓝光伤害

电子设备屏幕会发出蓝光，长时间盯着屏幕可能对视网膜造成伤害。蓝光会抑制体内褪黑激素分泌，导致睡眠质量下降甚或失眠，从而间接导致眼疲劳等。

如何保护眼睛

1.如何有效预防近视？

"三个要"：读书、写字姿势要端正；写字时，笔杆与书本要成60°；要保持正确的姿势，读必坐，写必正。

"三个一"：身体与桌子保持一拳的距离；眼睛与书本保持一尺的距离；连续用眼一小时要休息片刻或向远处眺望。

"四不看"：不在强光下看书；不在昏暗的环境中看书；不在躺卧时看书；不在走路时看书。

2.放松眼睛的三个小秘籍

（1）工作、学习期间，每小时向户外远眺5～10分钟。

（2）每天户外运动2小时。

（3）练习眼睛放松操,其方法包括以下几种。①看远看近操:把手指放在距离眼睛33厘米的地方,眼睛看指尖开始数两个8拍,然后眼睛看远处再数两个8拍。②眼球运动操:把手放在鼻子上,然后眼球看上下左右,重复这个动作3～4次。③眼保健操:第一节,按揉耳垂眼穴,脚趾抓地;第二节,按揉太阳穴,刮上眼眶;第三节,按揉四白穴;第四节,按揉风池穴;第五节,按揉头部督脉穴。

护眼食物

1.富含维生素A的食物

维生素A缺乏会导致眼睛对黑暗环境的适应能力减退,严重时易患夜盲症。此外,维生素A还可以预防和治疗干眼症。维生素A来源于各种动物的肝脏、鱼肝油、奶类和蛋类等。

2.富含维生素B的食物

维生素B缺乏会导致眼睛畏光、流泪、烧灼感及发痒、视觉疲劳、眼睑痉挛等。富含维生素B的食物有全谷类、肝脏、酵母、酸酪、小麦胚芽、牛奶等。

3.富含维生素C的食物

维生素C是眼球晶状体的组成成分之一。维生素C缺乏易导致白内障。富含维生素C的食物主要有新鲜蔬菜和水果。

如何用好眼药水

人们在长时间用眼出现疲劳后,会第一时间想到用眼药水缓解症状。而眼药水本身是药品,不规范使用会导致人体产生依赖性,甚至诱发眼部疾病。

1.常用的眼药水

（1）缓解疲劳类:主要成分为玻璃酸钠。

（2）抗病毒类:适用于病毒感染导致的角膜炎、结膜炎,如利巴韦林滴眼液等。

（3）抗菌类:适用于角膜炎、结膜炎等眼部炎症。

（4）激素类：适用于外眼部较重的炎症反应等，必须遵医嘱使用，否则易引发激素性青光眼、视神经受损等疾病。

2.正确使用眼药水

（1）开封后的眼药水若在4周内未用完，应及时丢弃。

（2）家庭成员间不要互用眼药水，以防发生交叉感染。

（3）避免长时间频繁使用眼药水。

（4）若需同时使用2种以上眼药水，应在滴用第1种眼药水5分钟后再滴用第2种。

（5）眼药水用量要适当，每次1～2滴即可，或按照医嘱或说明书使用。

（6）使用前仔细观察眼药水，若有颜色改变、出现混浊或沉淀现象，则不能使用。

需要立即就诊的情况

1.一只或两只眼睛突然看不见东西。

2.看东西突然变得很模糊。

3.看到眼前有闪光、黑点或光晕，或在光线周围有彩虹。

4.视力丧失就像舞台幕布下降一样快。

5.眼周视力丧失，也就是说看不清周边物品。

供稿 姜小琴

小药片的寻名之旅

专家导读

下文采用拟人手法，巧妙地利用小药片的寻名之旅，向大众介绍药品广告的要求，指出保健品与药品、处方药与非处方药（over the counter，OTC）、OTC药品甲类与乙类的区别，形象地阐述了第二类精神药品的销售管理要求。本文最后还强调了家庭药箱管理的重要性。在健康梦的实现道路上，药师要积极地向大众宣传药品知识，可以从专业人员认为的"小事""最简单的事"入手，宣传安全用药的重要性。

（导读专家：周权）

一片在塑料袋里待了很久的不知名小药片——小药药，有一天看到电视上的药品广告，突发奇想，想要和他们一样出现在电视上，或许这样就能知道自己的身世。于是，小药药便开启了寻名之旅……

我是一片在塑料袋里待了很久的小药片——小药药。有一天，我在电视上无意间看到一则醒目的广告——××感冒灵。

我羡慕他能出现在电视上，但却不知道自己是谁。于是，我开启了我的寻名之旅。

我站在广告公司总经理的办公室里。我想，如果我能出现在电视上，就会有更多的人看到我，其中可能有人认出我。可是，这个想法很快被否了。原来不是所有的药品都能登

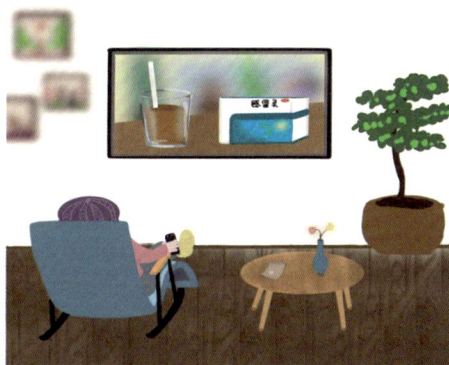

上电视。非处方药品只有经过相关行政部门的审查和批准，才能在相应领域发布。我只能灰溜溜地回家了，并向我周围的朋友们寻求帮助。

钙片（保健品）："小药药，或许你有没有想过，你根本不是药品呢？你看我，我的身上没有国药准字的'胎记'，而是国食健字，而且我还有个蓝色的小帽子，奶奶可能就是为了调理自己的身体而选择我们。"

阿莫西林分散片（处方药）："那你还记得自己是从哪里来的吗？奶奶当时有没有拿着一张纸来找你？"

酚麻美敏片（OTC）："对的，那张纸很关键，你看我上面有个特殊的标志，就是右上角'OTC'的小标签，这是非处方药的标志，我们是不需要处方就可以购买的药品。我们有两种颜色，我是红色的，有些是绿色的。"

小药药："红色和绿色有什么区别呢？不都是不需要处方单吗？"

酚麻美敏片（OTC）："绿色属于乙类OTC，它可以在药监部门批准的地方销售，如超市、百货商店等。红色是甲类OTC，它只能在药店或者医院销售，且在药师指导下购买和使用。"

小药药："噢！我明白了，我记得我那时候好像是有一张处方。现在我知道我是处方药了，那我是去药店还是去医院看看？"

阿莫西林分散片（处方药）："你可以去医院看看，因为有些药品在药店是无法零售的，如麻醉药品和精神类药品不允许在药店零售，其中第二类精神药品只有在经过批准的药店才能零售。"

我脑海里闪现出大大小小关于自己在一个铁皮柜里的记忆……

来来往往的人拿着不同颜色的纸,细看右上角带着不同的标志,而我好像是比较独特的一个。我与其他药品不同,记忆瞬间涌起,那些稀疏的片段串联在一起。我终于明白自己是谁了。

我原来是第二类精神药品(酒石酸唑吡坦片),我的外包装右上角有一个绿白相间的小格子,上面印有"精神药品"。奶奶是拿着白色的"精二"处方来找我的。

在无数个夜晚,奶奶久久无法入睡,因此才选择了我。至于我为什么被遗落在角落,可能是因为奶奶年纪大了,时常记不起事情。同样,她也记不清我是谁了。

我终于找到自己的名字了,但遗憾的是,我不知道自己是何时出生的。

目前,甲型流行性感冒、支原体肺炎等疾病多发,导致居民家庭备用药增加。尤其是一些老年人,罹患疾病种类较多,所用药品种类也多,他们往往将各种药盒摆在一起或将有些药盒丢弃,或者他们把同种药品归并以免混淆,但即使是同种药品,也有不同的生产日期。

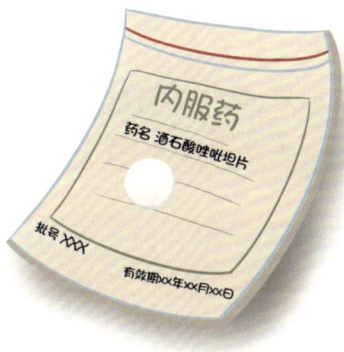

在此,小药药想告诉大家,对于一些老年人,如果家里的药品很多,在将包装丢弃的同时可以用小袋子将药品归集在一起或者贴上标签,写上药品的名字、生产日期以及失效日期等信息。不要让药品忘记自己的名字,也不要让老年人忘记药品的名字。

小贴士

一、保健品

蓝帽子标识,国药健字,只能用于调理身体,不能用于治疗疾病。

二、处方药和非处方药的区别

非处方药:右上角标有OTC标志,分为甲、乙两类,甲类为红色标识，乙类为绿色标识。甲类OTC只能在药店或医院购买；乙类OTC安全性高，可以在经药品监督管理部门批准的单位或机构购买。

处方药：需凭处方购买。

三、不是所有药品都能在药店零售

麻醉药品和精神类药品不允许在药店零售，其中第二类精神药品只有在经过批准的药店才能零售。

四、不同处方单的颜色

儿科：绿色。

麻醉药品/第一类精神药品：淡红色。

急诊：黄色。

普通/第二类精神药品：白色（其中，第二类精神药品右上角印有"精二"标志）。

五、第二类精神药品

单独存放在"精二"柜内。

供稿 何玲倩

插画 李 燕

讲究的"一天一次"

专家导读

在日常生活中,很多人因为没有掌握正确的用药方式而发生不良事件,世界卫生组织为此制定了安全用药的五个原则,包括正确的时间、正确的剂量、正确的药物、正确的给药途径、正确的患者。同时,药理学研究也证明,不同疾病、不同人群、不同药物有着不同的用药时机,并影响药物作用的发挥。因此,给药频次和用药剂量与药物治疗效果及其安全性密切相关,轻则贻误疾病治疗,重则导致严重的毒副作用。"一天一次"用药,既要求"正确的时间",也要求"正确的剂量"。

(导读专家:周华)

随着医药科学的发展,我们的关注点从"您的药正确服用了吗?"也慢慢地变成了"您服药的时间选对了吗?"。人们发现,许多口服药物的最佳服用时间与药物的作用息息相关。越来越多的研究发现,药物的作用强度与服用时间有关,根据药物作用的时间规律制定给药方案,既能减小药物剂量,又能降低药物毒性,提高疗效。

目前已经有大量的研究资料表明,人体的生理和病理变化会呈昼夜节律性波动,如糖皮质激素分泌等。因此,大多数糖皮质激素类药物一天只需要服用一次。根据生理昼夜节律性波动情况,我们可以选择一天中的最佳服药时间,这样既可以获得最佳的疗效,也可以避免发生某些不良反应。下面我们一起来认识几种"一天一次"的常用药物。

降压药

高血压是一种常见的慢性疾病,尤其是老年群体患病率较高。其实，高血压患者的血压波动有一定规律，高峰期分别为9:00—11:00和16:00—18:00；夜晚入睡后，血压水平持续下降至低点。因此，应在高峰时间段之前以及低谷时间段之后使用降压药，以保障药效。

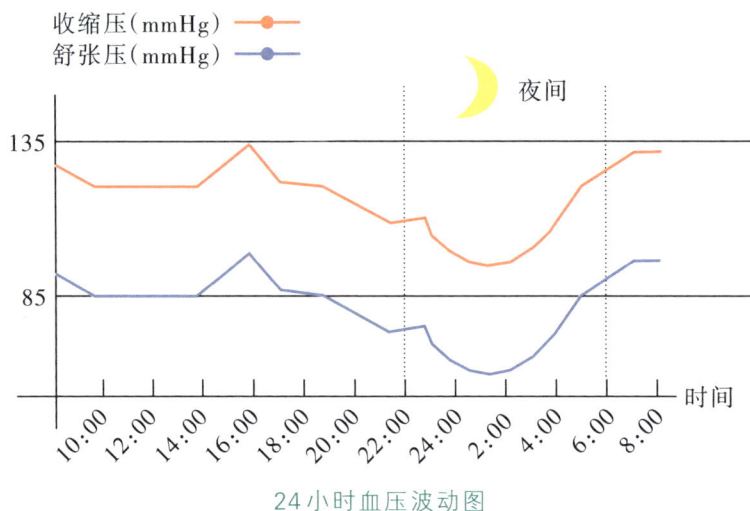

24小时血压波动图

因此，根据血压的昼夜节律变化，降压药通常在早晨服用效果较好，一天服用一次的降压药多在7:00左右服用，代表药物有硝苯地平控释片、非洛地平缓释片、吲达帕胺缓释片等。

糖皮质激素

糖皮质激素是人体内一类重要的甾体激素，其分泌一方面受下丘脑-垂体-肾上腺轴（hypothalamic-pituitary-adrenal axix，HPA轴）调节，另一方面受自身在血液中浓度的负反馈调节。这个负反馈调节就是血液中糖皮质激素在达到一定水平时，反过来抑制下丘脑和垂体，使肾上腺皮质激素水平保持相对稳定。糖皮质激素由肾上腺皮质分泌，分泌高峰期约在8:00，中午开始下降，午夜零时降至最低。糖皮质激素对机体的生长、发育、代谢以及免疫功能有着重要的调节作用。并且糖皮质激素作用广泛，具有抗炎、抗过敏、抗休克、抗风湿、免疫抑制等作用。

皮质醇（μg/dL）

```
70

50

30

10
        8:00    16:00    0:00    8:00
```

皮质醇昼夜曲线

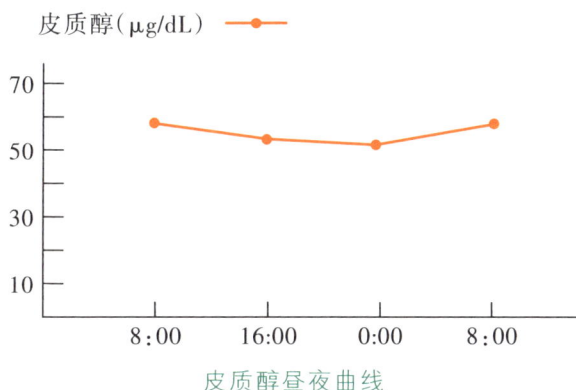

　　研究发现,将传统的每日分次给药方案改为每日 7:00—8:00 一次给药,糖皮质激素对 HPA 轴的抑制作用更轻,副作用更小,可明显提高疗效,减少不良反应的发生。另外,长期用药者若突然停药,一般也较少出现停药危象。糖皮质激素的代表药物有甲泼尼龙、泼尼松、地塞米松等。

他汀类调血脂药

　　随着生活水平的提高,由不健康的饮食习惯导致高脂血症的患者也越来越多,高脂血症的发生也呈年轻化趋势。人体内的胆固醇主要由肝脏和肠道合成,其合成过程呈昼夜节律性变化,在午夜至清晨之间合成最旺盛,因此该阶段的降脂效果最显著。

　　治疗高脂血症的他汀类降脂药的主要作用是抑制胆固醇合成酶,一般适宜在晚餐后服用,代表药物有洛伐他汀、辛伐他汀、普伐他汀等。

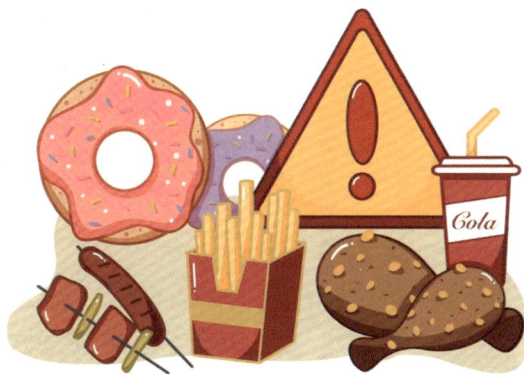

贫血用药

关于贫血，女生应该最有发言权。一些女生为了瘦身，追求骨感美而节食，导致多种营养素摄入不足。其中，铁元素缺乏会导致缺铁性贫血。准妈妈也会有贫血的烦恼，主要是孕妇的血容量明显增加，一般比非妊娠期增加40%～50%，血容量的增加多于红细胞增加，因此会出现"血液稀释"的现象，从而导致稀释性的生理性贫血。其中，缺铁性贫血约占妊娠期贫血的95%。

研究表明，铁剂吸收也有明显的昼夜节律。多数人在19:00—20:00服用铁剂，这样服用的吸收率会比早晨服用高1倍。

铁剂的用法是一天一次，餐后服用，这样可减少胃肠道刺激，同时食物能延长铁剂在肠道内停留的时间，有利于充分吸收。治疗贫血的代表药物有琥珀酸亚铁、多糖铁复合物等。

抗过敏用药

过敏是可以引起组织细胞损伤的一种异常免疫应答，通常由疾病、药物、饮食、环境等因素导致。轻者多表现为皮肤瘙痒、红疹、哮喘等，重者可危及生命，且常在季节交替时发生。抗过敏药一般一天只需服用一次。那么，是早晨服用效果好，还是临睡前服用效果好呢？

研究表明,过敏发生时间不同,抗过敏药的服用时间也不同。过敏症状出现于白天,则在白天服药;症状出现于夜晚,则在临睡前服药。多数抗过敏药易引起嗜睡、头昏、头痛、反应迟钝等症状,建议在临睡前服用。抗过敏药的代表药物有氯苯那敏、依巴斯汀、氯雷他定等。

"一天一次"用药看似简单,其实有许多规则需要遵守。人体生理活动、疾病发作都有自身的节律,应根据节律选择药物的最佳使用时间,促进合理用药,从而为健康保驾护航。

专业术语解释

下丘脑-垂体-肾上腺轴(HPA轴),又称边缘系统-下丘脑-垂体-肾上腺轴,是一个直接作用和反馈互动的复杂集合,包括下丘脑、垂体以及肾上腺三者互动。HPA轴是神经内分泌系统的重要部分,参与控制应激的反应,并调节许多生理活动,如消化、免疫应答、心情和情绪、性行为,以及能量储存和消耗等。

供稿　赵芸茜

插画　林田田

旅行小药箱如何准备？

专家导读

　　背起行囊，来一场说走就走的旅行，这是很多人所向往的。不过，出门在外，万一发生感冒发热、跌倒损伤、腹泻便秘、晕车晕船等突发情况，怎么办？在外人生地不熟，一时半会找不到对症的药品就麻烦了。因此，在准备行囊时，确实需要准备一个旅行小药箱。那么，旅行小药箱应该准备哪些药品呢？下文为大家一一梳理，分门别类介绍各类物品和药品的用途、用法、储存方法和注意事项等。按照清单整理好行囊，放心快乐出游。

（导读专家：王刚）

旅行小药箱准备

1.口罩

　　在旅行小药箱里可以适当准备一些口罩。出行时，正确佩戴口罩可以有效防止细菌、病毒等的传播，还可以避免灰尘、花粉等进入人体呼吸道。

2.创可贴

　　创可贴是日常生活中一种常见的外用药，出门游玩时可用于小创伤的应急治疗，起到暂时止血、镇痛、消炎、愈合创口等作用。另外，如果鞋子磨脚，也可以将它贴在磨脚处。

3.碘伏

　　皮肤破损时，可用碘伏来消毒，避免细菌感染。此外，碘伏还可以用于小面积轻度烧烫伤、皮肤真菌感染、化脓性皮炎等。用法：用棉签蘸取少量碘伏，由中心向外周局部涂搽。

4.解热镇痛药

如果外出旅行时感冒了,那么可选用对乙酰氨基酚或其复方制剂,如氨酚烷胺、氨麻美敏等药物,以缓解因感冒引起的发热、头痛、鼻塞、流涕等症状。但需要注意的是,不能同时服用多种复方感冒药,以免药物过量而导致中毒。另外,对乙酰氨基酚、布洛芬、双氯芬酸还可以用于缓解痛经、牙痛,以及运动损伤性的肌肉痛、腰腿痛等。

5.胃肠药

在外饮食不当可能导致腹泻,可服用口服补液盐以免机体脱水,或者饮用糖盐水来补充水和电解质,服用蒙脱石散以缓解腹泻症状。如果是细菌感染引起的胃肠炎,那么还需要服用诺氟沙星、小檗碱等药物。

6.抗过敏药

春季易发生花粉过敏,常用抗过敏药有马来酸氯苯那敏、氯雷他定、西替利嗪等。抗过敏药的不良反应有嗜睡、乏力、反应迟钝等,服药后不宜驾车,因此建议在睡前服用。

7.晕车药

对于易晕车、晕船的人群而言,苯海拉明、茶苯海明、东莨菪碱等常用晕车药必不可少,儿童可选用贴剂。晕车药应在乘坐车船出行之前使用,具体剂量根据体重及晕车程度确定,切勿过量,以免引起不良反应,导致头晕、恶心等症状加重。

8.镇静催眠药

在旅途中,有些人会出现失眠等问题,建议先采用非药物方法治疗,如温水洗澡、聆听轻柔的音乐、做舒缓的瑜伽等;如果无效,那么可能需服用镇静催眠药。镇静催眠药属于二类精神药品,需由专科医生开具后使用,常用药物有地西泮、艾司唑仑、阿普唑仑等,服药期间应避免饮酒和含酒精饮料。

需要补充说明的是,目前旅行小药箱还没有统一的标准配置,大家可根据个人身体情况和出行线路特点配备个性化的药品。例如,高血压、糖尿病、心脏病、哮喘患者等一定要携带足量的日常服用药品,而且要按时服用。

注意事项

此外，还需要注意以下事项。

1.旅行前应熟悉目的地的医疗卫生基本信息，如目的地近期是否有发生大规模的传染性疾病流行、目的地常见疾病有哪些、遇到此类疾病应如何紧急处理、当地医疗机构地址以及电话等。

2.应使用有效期内的药品，不使用过期药品。药品都有保质期，要经常对小药箱进行清理，建议每3个月检查一次，避免误用过期药品。过期药品连同内包装要一起弃置于红色有害垃圾桶内，或送至专门机构处理。

3.对自备药品分门别类，做到心中有数。如成人用药与儿童用药分开、内服药与外用药分开、急救药与常规用药分开，并标记清楚，正确储存，以便需要某种药物时能迅速找到，以免急用时错拿或误用。

4.孕妇、儿童、老年人用药需格外谨慎。一般来说，不同人群的用法、用量甚至药物类型有所不同。对于孕妇、儿童和老年人，应仔细阅读说明书或遵医嘱，避免错误用药。

5.建议携带颗粒剂、片剂及胶囊剂。避免携带溶液剂，因为旅行途中行李颠簸易发生包装破裂或渗漏。另外，乘坐飞机对携带的液体也有严格的管理要求。

供稿 张 婷

服药也有最佳时间

专家导读

　　人体存在"生物钟",包括生命活动、疾病发作等都有自身的节律性。时间药理学(也称时辰药理学)将药物作用与人体节律相结合,关注药物在时间维度上的规律及其对疾病的影响。它的核心是选择最佳给药时间,以达到最佳疗效,从而引导临床合理用药。下文着重梳理了不同类别常用药品的服用时间,深入浅出地融入了时间药理学知识解读,让读者知其然且知其所以然。同时文章也指出,给药需要充分考虑个体差异。

(导读专家:缪静)

　　日常生活中,我们经常会遇到这种情况:不清楚医生所开具的药品如何服用,询问药师得到答案,但回家后可能觉得麻烦,又把药师的用药交代抛之脑后,随意服用。殊不知这样不仅不能发挥药物的最佳疗效,而且可能对自身造成损伤。

　　药物的服用可是门大学问,药物的治疗效果不仅与药物自身性质有关,而且随着生物周期节律变化和服药时间的不同而呈现一定变化,该理论被称为时间药理学。

　　现代医学经过大量的临床探索研究,总结出了最佳的服药时间,其大致分为以下几类。

1. 早晨服用的药物

　　多数人的血压表现为"两峰一谷",即在9:00—11:00和16:00—18:00出现血压高峰,因此每日服用一次的降压药(如硝苯地平缓释片、氨氯地平)一般在早晨服用,可获得预期的降压效果。心绞痛发作的昼夜节律高峰在上午,因此硝酸异山梨酯片应在患者早晨醒来时立刻服用。

　　为了模拟人体激素分泌高峰,醋酸泼尼松片在早餐后服用的效果较好;

降尿酸药苯溴马隆一般在早餐后服用,可在18:00达到最佳的降尿酸作用,晨服可保证白天有充足饮水量,避免尿酸潴留产生沉淀结晶。抑郁症具有"晨重暮轻"的疾病发作特征,因此氟西汀、帕罗西汀等药物在早晨服用较好;肿瘤细胞对不同的化疗药物有特殊的时间敏感性,可在正常细胞不进行快速分裂时进行化疗,如5-氟尿嘧啶在早晨给药可获得最佳的疗效,铂类药物(如卡铂、顺铂等)下午给药可获得最佳的疗效,不良反应最小。

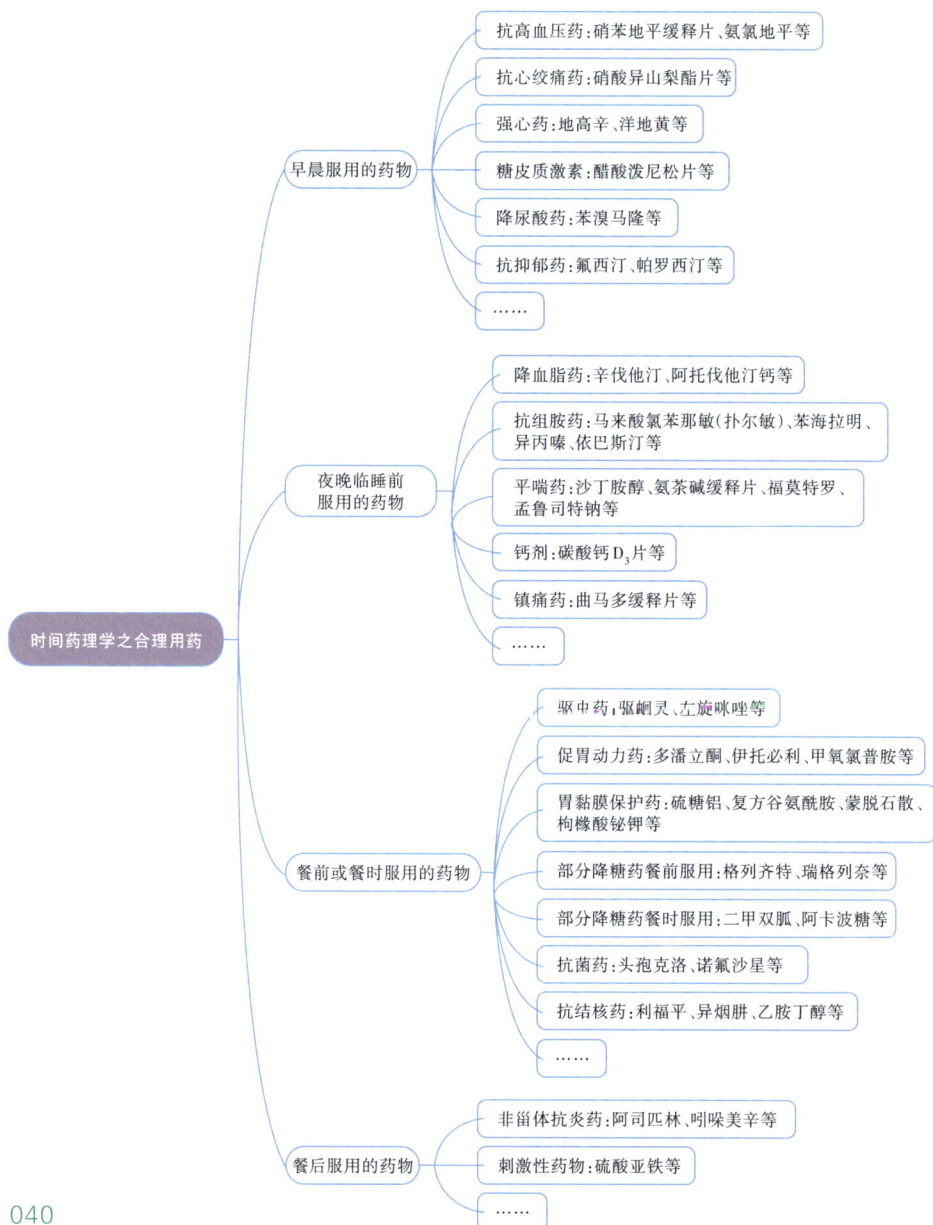

```
时间药理学之合理用药
├─ 早晨服用的药物
│   ├─ 抗高血压药:硝苯地平缓释片、氨氯地平等
│   ├─ 抗心绞痛药:硝酸异山梨酯片等
│   ├─ 强心药:地高辛、洋地黄等
│   ├─ 糖皮质激素:醋酸泼尼松片等
│   ├─ 降尿酸药:苯溴马隆等
│   ├─ 抗抑郁药:氟西汀、帕罗西汀等
│   └─ ……
├─ 夜晚临睡前服用的药物
│   ├─ 降血脂药:辛伐他汀、阿托伐他汀钙等
│   ├─ 抗组胺药:马来酸氯苯那敏(扑尔敏)、苯海拉明、异丙嗪、依巴斯汀等
│   ├─ 平喘药:沙丁胺醇、氨茶碱缓释片、福莫特罗、孟鲁司特钠等
│   ├─ 钙剂:碳酸钙D₃片等
│   ├─ 镇痛药:曲马多缓释片等
│   └─ ……
├─ 餐前或餐时服用的药物
│   ├─ 驱虫药:驱蛔灵、左旋咪唑等
│   ├─ 促胃动力药:多潘立酮、伊托必利、甲氧氯普胺等
│   ├─ 胃黏膜保护药:硫糖铝、复方谷氨酰胺、蒙脱石散、枸橼酸铋钾等
│   ├─ 部分降糖药餐前服用:格列齐特、瑞格列奈等
│   ├─ 部分降糖药餐时服用:二甲双胍、阿卡波糖等
│   ├─ 抗菌药:头孢克洛、诺氟沙星等
│   ├─ 抗结核药:利福平、异烟肼、乙胺丁醇等
│   └─ ……
└─ 餐后服用的药物
    ├─ 非甾体抗炎药:阿司匹林、吲哚美辛等
    ├─ 刺激性药物:硫酸亚铁等
    └─ ……
```

钙剂:碳酸钙D_3片等

2.夜晚临睡前服用的药物

人体内胆固醇在夜晚生成增多,因此降血脂药物(如辛伐他汀、阿托伐他汀钙等)的服用时间一般在夜晚临睡前,可最大限度发挥药物的降脂效果。抗组胺药物(如马来酸氯苯那敏、依巴斯汀等)具有明显的嗜睡副作用,故建议临睡前服用。哮喘多在夜间和凌晨发作,因此每日一次的平喘药物(如氨茶碱缓释片、孟鲁司特钠等)宜在临睡前服用,次日凌晨可达到预防作用的血药浓度。人体内血钙水平在夜晚偏低,此时骨钙快速分解用于弥补血钙的不足,因此钙片的黄金服用时间为晚上临睡前,以避免骨钙流失。人体痛觉在上午相对不敏感,傍晚至清晨则最敏感,因此曲马多缓释片等镇痛药在夜晚临睡前服用的效果最佳。

3.餐前或餐时服用的药物

部分药物空腹服用有利于发挥药效,如驱虫药驱蛔灵、左旋咪唑空腹服用,有利于药物与虫体直接接触,达到肠道内杀虫的有效血药浓度;促胃动力药物(如伊托必利、甲氧氯普胺等)在餐前服用的效果较好,可促进肠道蠕动,达到助消化的作用;胃黏膜保护药物(如硫糖铝、枸橼酸铋钾等)在餐前服用,可在胃黏膜表面形成保护膜,从而发挥药效。

糖尿病患者的空腹血糖和尿糖具有"拂晓现象",即血糖水平在3:00至12:00会逐渐升高,因此二甲双胍普通片应在进餐时立即服用;肠溶制剂可在餐前服用;格列齐特作为胰岛素促泌剂,一般在餐前服用;瑞格列奈起效快且维持时间短,因此应在餐前15分钟内服用;阿卡波糖应在服用后立即进餐;达格列净可抑制肾脏对葡萄糖的重吸收,在早晨空腹服用吸收最好。

部分抗菌药物(如头孢克洛、诺氟沙星等)在餐前服用吸收最好,进餐会稀释药物浓度而影响疗效;抗结核药(如利福平、异烟肼等)属于浓度依赖型杀菌药,在早餐前服用1次的"冲击疗法"效果最好;青霉素类注射剂在夜间做皮试发生的过敏反应比白天强烈,因此该类药物尽量在白天使用。

部分滋补类中成药(如鹿茸精等)对胃部无刺激作用,宜空腹服用,不受食物影响,可较快进入胃肠道,以便充分吸收并发挥最佳的效果。

4.餐后服用的药物

对胃肠道有刺激作用的药物应在餐后服用,如阿司匹林普通片、吲哚美辛等。需要注意的是,不同剂型的阿司匹林服用时间有所差异。阿司匹林肠溶片外层包裹有耐酸层,可避免对胃黏膜产生刺激作用,因此在餐前半小时服用;阿司匹林肠溶缓释片宜餐后服用,食物会使其缓慢释放,延缓药物吸收,空腹服用则会导致药物吸收不完全。对于食物可增加生物利用度的药物,宜在餐后服用,如铁剂在胃酸作用下更易被吸收,并且其对胃肠道有一定的刺激作用,因此硫酸亚铁在餐后半小时胃酸分泌高峰时服用效果最好。

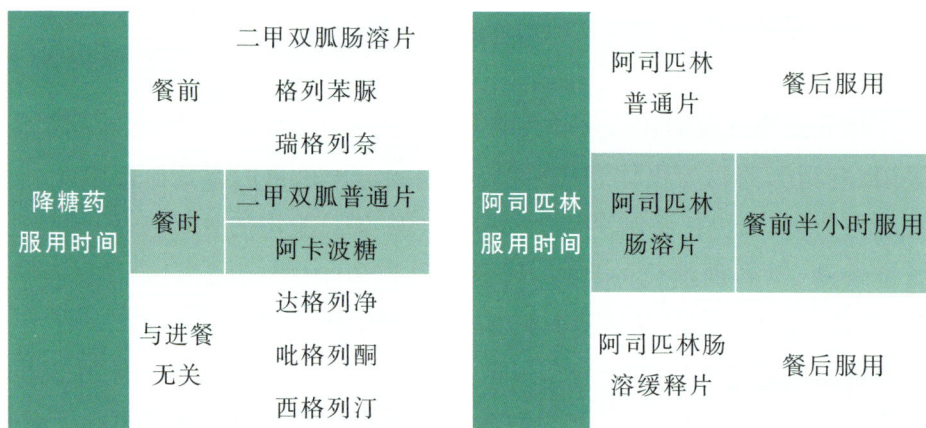

降糖药服用时间	餐前	二甲双胍肠溶片 格列苯脲 瑞格列奈	阿司匹林服用时间	阿司匹林普通片	餐后服用
	餐时	二甲双胍普通片 阿卡波糖		阿司匹林肠溶片	餐前半小时服用
	与进餐无关	达格列净 吡格列酮 西格列汀		阿司匹林肠溶缓释片	餐后服用

不同类型药物服用时间不同

运用时间药理学原理指导疾病治疗的最佳给药时间,可使用药更加科学、安全、有效、经济,具有重要的临床意义。没有时间药理学是万万不能的,但仅有时间药理学也是远远不够的。并非所有药物都存在给药规律性,不同人群、不同患者之间的生理、病理状况存在个体差异,如部分抗菌药物餐前服用吸收好,但这并不适用于胃部存在基础疾病的患者,过度强调给药规律反而会与预期效果背道而驰。在实际工作中,还需药师多积累经验,根据患者具体情况提供更细致、更优质的用药服务。

供稿 杨晓娟
插画 张佳妮

警惕药品中的"伪装者"：正确阅读药品说明书

专家导读

　　随着社会的不断发展，人们的健康意识也逐渐增强，用药前首先阅读药品说明书，这是非常好的一个习惯。然而，有些药品说明书厚厚一叠，打开后像报纸一样大，上面的字小又密密麻麻，其中还有很多专业术语，就像"天书"一样令人头痛。确实，药品说明书的内容通常较多，对于非专业人士来说阅读起来比较困难。下文就由药师带您一起阅读药品说明书，这是什么药，治什么病，怎么使用，需要注意哪些事项？只要读懂这几个方面，就能够有效地掌握药品说明书中的玄机，指导自己安全使用药物，避免因用药错误而导致的伤害。

（导读专家：王刚）

　　药品说明书是载明药品重要信息的一种法定文件，是选用药品的法定指南，是合理、安全用药的科学依据。所以，正确阅读药品说明书是必须掌握的一项技能。

　　近年来，有关用药错误的报道屡见不鲜。其实，我们平时遇到的一些用药错误，比如"6岁儿童一天吃三次阿奇霉素后昏迷""青年男子一次吃12粒头孢菌素类药物后住进急诊科"等，通过阅读药品说明书可以避免，所以每个人都要养成主动阅读药品说明书的好习惯。

　　药品说明书中的项目较多，普通大众阅读起来往往比较困难。下面，药师教大家快速阅读药品说明书，准确提取所需信息。

　　药品说明书内容虽多，但作为用药者，只需快速找到以下项目，认真阅读就可以了。

一看"成分"

比如，在我国批准注册的中成药中，部分药品属于中西药复方制剂，也就是说，是含有西药成分的中成药。这些药所涉及的种类比较广，有止咳药、感冒药、降压药、降糖药等。因此，不能把这些药当作一般的中成药使用，稍不注意就可能导致重复用药或者药物过量，从而发生不良反应甚至导致严重的器官功能损伤。

那么，应该怎么识别呢？

这就要掌握重要技巧——看成分，即看这种药品到底是单方制剂还是复方制剂。药品成分有单一成分和复方成分，认真阅读药品说明书，注意与自己正在服用的同类药品相对照，看是否含有相同的成分，如果有就要注意了，避免重复用药的问题。

复方制剂名称	适应证	西药成分
维C银翘片	外感风热导致的流行性感冒	马来酸氯苯那敏、对乙酰氨基酚
咳特灵胶囊（片）	止咳、祛痰、平喘、消炎	马来酸氯苯那敏
小儿止咳糖浆	祛痰、止咳，用于小儿感冒引起的咳嗽	氯化铵
感冒灵颗粒	解热镇痛，用于感冒引起的头痛、发热、鼻塞、流涕、咽痛	咖啡因、对乙酰氨基酚、马来酸氯苯那敏
消渴丸	滋肾养阴、益气生津，用于气阴两虚导致的消渴病，症见多饮、多尿等，2型糖尿病见上述证候者	格列本脲
珍菊降压片	高血压	盐酸可乐定、氢氯噻嗪

二看"适应证"或"功能主治"

此部分是告诉我们，这种药能治疗什么疾病。药品适应证是该药被批准用于治疗疾病或症状的范围。用药一定要对症。

三看"用法用量"

药品说明书的剂量是推荐剂量，一般指体型发育正常的成人或儿童的用药剂量。用量因患者年龄、体重不同而存在个体化差异。

　　药物的用法有口服、外用等;有些药品(如缓释片、控释片等)一般情况下不能掰开服用;有些药品需要餐前服用,有些需要餐后服用或者随餐同服等;有些药品需要用开水冲服,有些需要用温水冲服。

四看"不良反应"

　　药品不良反应是指合格药品在正常用法用量下出现的与用药目的无关的有害反应。比如有些患者在服药过程中可能出现皮疹、恶心、呕吐等症状。因此,我们需要注意观察用药后的反应。

　　特别提醒:用药期间出现任何不适,均应及时咨询医生或药师。

五看"禁忌"和"注意事项"

　　这部分需要重点关注哪些事项属于用药禁忌,对照自身情况初步判别。尤其对于老年人、儿童等特殊人群,作为子女或父母,更要学会阅读药品说明书,正确、安全服用药物。

> 药品说明书,既是药品身份证,又是用药指南,包含名称、成分、适应证,多得让人看不完。
> 如何快速阅读说明书,掌握技巧最关键,准确提取重点信息。
> ·先说药品的"成分",它是功能主治的核心点,分清单复方制剂,避免重复用药的风险。
> ·再说药品"适应证",治疗范围涵盖广,一条一条仔细看,对症服药是要点。
> ·"用法用量"最讲究,凭感觉用药要避免;年龄、体重各不同,服药方法要分辨;餐前、餐后分得清,切勿自行加减量;口服药、外用药,用药途径要细看;缓释、控释肠溶片,掰开服用不推荐;再如含服、顿服和嚼服,正确用法是治疗的根本点。
> ·"注意事项"和"禁忌",内容多而专业强,大家别只看名字,误解它的关注点。
> ·一听药品"不良反应",难免担忧增一点,但其实它是药品固有的属性,不应成为大家的焦虑点,参照用药出现的不适,尽快咨询药师最安全!

供稿　魏　青

"开封但没过有效期的药"还能用吗？

专家导读

　　药品的保质期、有效期或使用期限是人们在日常生活中需要重视的安全用药常识。针对这一话题，下文探讨了药品有效期的含义以及药品开封后的使用期限，为读者提供了科学、全面的药品使用管理知识，有助于读者更好地管理家庭药品，真正使健康的理论知识"飞入寻常百姓家"，确保大众用药安全。

（导读专家：王建平）

　　在日常生活中，人们经常会遇到各种各样的用药问题，诸如开封1个多月的眼药水还能继续使用吗？开封3个多月的布洛芬混悬液还能给孩子服用吗？药品的有效期是多久……

　　那么，什么是药品的有效期？该如何判断家里的药品有没有过期？是不是只要药品在有效期内，就都是有效的、安全的？

什么是药品有效期？

　　药品有效期是指药品在一定的储存条件下能够保持质量的期限。

　　药品包装盒上通常会标注药品的有效期，其表示方法有三种。①直接标明有效期到日，例如某药品有效期为"2025/03/06"，表示该药品可用至2025年3月6日，自2025年3月7日起不得再使用。②直接标明有效期到月，例如某药品有效期至"2026.06"，表示该药品可用至2026年6月30日，自2026年7月1日起不得再使用。③标明有效期年数或月数，例如某药品生产批号中显示生产时间为"20221201"，有效期24个月，表示该药品可用至2024年11月30日，自2024年12月1日起不得再使用。

什么是药品使用期限？药品使用期限＝药品有效期吗？

药品使用期限是指首次打开药品原包装后，在规定的储存条件下，可以保持药品质量的期限。这个期限通常短于药品的有效期。因为药品一旦开封后，就会受到环境及个人使用习惯的影响，在温度、湿度及个人取药卫生等因素下降解和受到污染。因此，药品使用期限≠药品有效期，药品开封后应尽快使用，如果药品说明书明确规定了开封后的使用期限，那么以药品说明书为准。

不同包装、不同剂型的药品在开封后的使用期限是不同的。

1.有独立包装的胶囊、片剂、口服液

按照药品说明书规定的储存条件储存，并且在包装无破损的情况下，在药品有效期内使用。

2.瓶装的药片、胶囊

按照药品说明书规定的条件储存，开封后的使用期限通常不超过6个月。开封后，建议将药瓶内的吸潮纸或棉花扔掉，因为它们在开封后会吸收空气中的水分，增加瓶内药品吸湿吸潮的可能性。

3.糖浆剂

糖浆剂由于含有糖分，易滋生细菌而发生变质，所以开封后一般不宜久放。糖浆剂在未受污染的情况下，在室温下可保存1～3个月，夏天一般不超过1个月，冬天不超过3个月。

4.口服溶液

在瓶口及瓶盖未受污染的情况下，可在室温下保存2个月。

5.软膏剂

开封后，在常温下最多可使用2个月；若出现明显出水、溶化现象，则不宜使用。

6.眼用、耳用、鼻用制剂

我国药典明确规定，这类制剂启用后最多使用4周。如果药品说明书中有明确注明启用后几天内使用，那么以药品说明书为准，如重组人表皮生长因子衍生物滴眼液、小牛血去蛋白提取物眼用凝胶应在开启后1周内用完。

7.胰岛素

已开启的胰岛素在室温阴凉处保存,通常可保存4～6周,个别如德谷胰岛素注射液可保存8周,具体以药品说明书为准。

8.不稳定的药品

如硝酸甘油片须避光保存于密闭的棕色小玻璃瓶中,开封后每3个月更换一瓶新药。

9.口服补液盐

新配制的溶液可以保存24小时,注意避免污染;放置口服补液盐的杯子建议加盖后放入冰箱冷藏保存。

10.营养液

肠内营养乳剂开启后于冰箱2～10℃冷藏不宜超过24小时;肠内营养混悬液开启后于冰箱4℃冷藏不宜超过24小时;冲泡好的安素粉剂应立即服用或加盖后置于冰箱内保存,并在24小时内服用。开盖的罐子应该用盖子盖住,储存于阴凉、干燥处;一旦打开,应该在3周内用完。

小贴士

1.鉴于药品有一定的有效期和使用期限,建议大家每半年或几个月整理一次家庭药箱,检查药品有效期。对于不经常使用的药品,开封后无法在短时间内用完,可在包装上注明开封日期,以便下次使用时查看使用期限。任何药品一旦出现外观、气味、颜色、性状等的改变,要及时处理,绝对不能再使用。

2.不同药品的储存条件不同,应按照说明书要求储存。需要冷藏的药品一定要放入冰箱冷藏;需要避光防潮的药品一定要放于避光、干燥处储存。

供稿 陈细玲

如何避免雾化变"误化"？

专家导读

雾化吸入是治疗儿童呼吸道疾病的一种重要手段,有利于缓解咳嗽、咳喘及呼吸困难等症状。雾化吸入治疗具有起效迅速、用药量少、副作用少、适合各年龄段等优势。冬春季是呼吸系统疾病的高发季节,每到冬春季,雾化器就显得格外重要。而为了方便治疗,避免交叉感染以及来回奔波,越来越多的人选择居家雾化吸入治疗。可居家雾化要如何避免变"误化"？下文主要介绍家庭雾化吸入治疗的相关知识。

（导读专家：王临润）

在呼吸道疾病高发季节,细菌、病毒感染发生较多,有些甚至发展为肺炎,如支原体肺炎。雾化治疗因方便、起效快、用量小而被广泛应用于临床,如今居家雾化治疗也越来越普遍。然而,许多家庭对雾化治疗一知半解,容易陷入误区,导致雾化效果不佳甚至出现不良反应。

孩子哭闹时是否可以继续雾化？雾化时间是不是越长越好？雾化后如果不漱口,效果好吗？雾化药物如何储存,剩下半支还能不能用？下面我们一一为大家答疑解惑,希望家庭雾化治疗更规范,避免雾化变"误化"。

家庭雾化的常见误区

误区一：孩子哭闹时雾化

儿童哭闹时呼吸急促,药物颗粒不易到达呼吸道,雾化效果大大降低。因此,雾化不宜在儿童哭闹时进行,而应在儿童安静状态下进行。

误区二：餐后立即进行雾化

雾化气流刺激可能引起呕吐。雾化宜在餐后1小时进行,且需清洁口腔,清除口腔内的分泌物和食物残渣,以免影响雾滴深入。

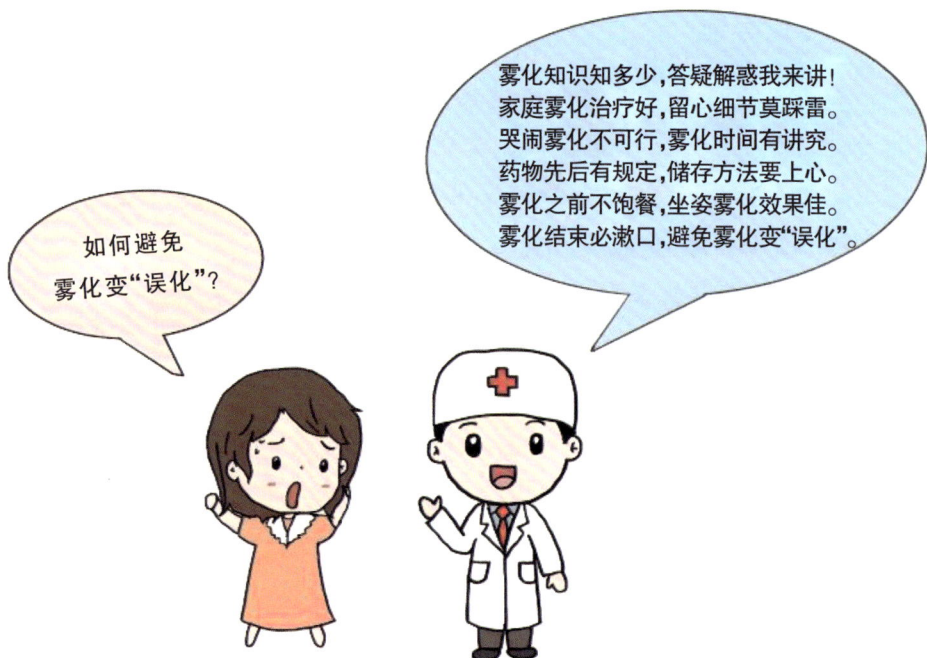

> 如何避免
> 雾化变"误化"？

> 雾化知识知多少,答疑解惑我来讲!
> 家庭雾化治疗好,留心细节莫踩雷。
> 哭闹雾化不可行,雾化时间有讲究。
> 药物先后有规定,储存方法要上心。
> 雾化之前不饱餐,坐姿雾化效果佳。
> 雾化结束必漱口,避免雾化变"误化"。

误区三：躺着进行雾化

躺着进行雾化不利于药物进入下呼吸道和肺,且雾化器杯体容易倾斜,导致药物流出。雾化时,患者一般取坐位或半卧位;婴幼儿可以采取抱立位;意识模糊、呼吸肌无力者可取侧卧位,并将床头抬高30°。

误区四：雾化时间越长越好

雾化时间不是越长越好,一般建议在10~15分钟。雾化时间过长,会造成缺氧、肺积液过多等并发症。

误区五：雾化结束后不洗漱

雾化结束后,如果不注意洗脸和漱口,会导致药物残留,引起皮肤过敏。雾化后要及时漱口、洗脸;如患儿年龄较小,可用棉签或冷开水棉球擦拭口腔,再适量喂水。

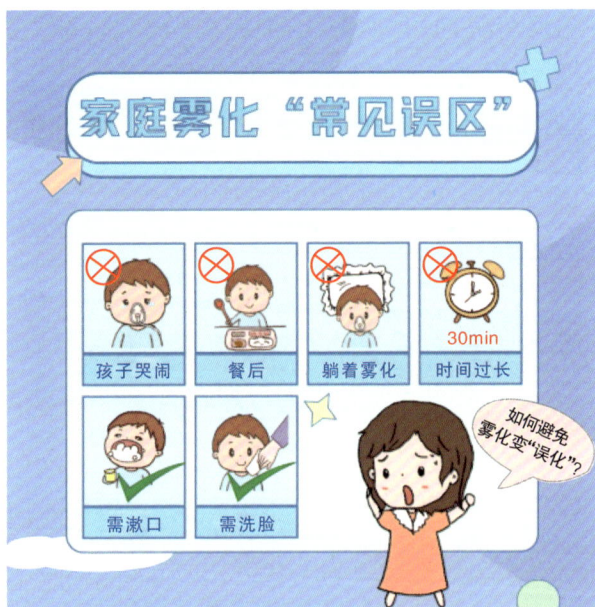

常用雾化吸入药物

并非所有药物都可用于雾化治疗,如静脉制剂中含有防腐剂,吸入后可诱导哮喘发作;非雾化制剂的药物则无法达到雾化颗粒的要求,可能无法通过呼吸道清除而沉积在肺部,从而增加肺部感染的发生风险。

目前,临床常用的雾化吸入药物主要有四大类:吸入性糖皮质激素、短效 β_2 受体激动剂、短效胆碱 M 受体拮抗剂、黏液溶解剂。

类别	代表药物	主要作用
吸入性糖皮质激素	布地奈德、丙酸倍氯米松	改善气道炎症、哮喘等症状
短效 β_2 受体激动剂	特布他林、沙丁胺醇	舒张支气管,缓解支气管痉挛、喘息等症状
短效胆碱 M 受体拮抗剂	异丙托溴铵、复方异丙托溴铵	舒张支气管,抑制气道黏液分泌
黏液溶解剂	乙酰半胱氨酸、氨溴索	稀释痰液,促使痰液排出

雾化用药先后顺序

多种药物如需分开应用,大致遵循以下顺序:支气管扩张剂→吸入性糖皮质激素→黏液溶解剂，且两两之间应该间隔几分钟。先解除支气管痉挛，可使激素类药物进入支气管的剂量增加。

当然，每类药物的用药顺序并不是固定不变的，而应根据患者具体情况分析和确定。

雾化药物的储存

药物如果错误储存，可能导致失效甚至产生有害物质。雾化药物使用了半支，剩下半支还能用吗？又该如何储存？

常用雾化吸入药物的储存方法如下。

药品名称	开封后能否再次使用	无外包装袋/单剂量小瓶	存放条件
吸入用布地奈德混悬液	说明书未提及	避光保存，3个月内使用	8～30℃，不可冷藏
吸入用丙酸倍氯米松混悬液	必须在2～8℃储存，12小时内使用	避光保存，3个月内使用	25℃以下，竖直放置本品
硫酸特布他林雾化液	可在雾化器中稳定存放24小时	3个月内使用	遮光，密闭
吸入用硫酸沙丁胺醇溶液	说明书未提及	30℃以下，3个月内使用	30℃以下，遮光
吸入用复方异丙托溴铵溶液	不能，应丢弃	说明书未提及	25℃以下，避光
吸入用乙酰半胱氨酸溶液	应放置于冰箱内，24小时内使用	说明书未提及	室温（1～30℃），密闭
吸入用盐酸氨溴索溶液	不能，应丢弃	应放回铝袋内遮光存放	室温（1～30℃），遮光，密封

注：具体情况以厂家药品说明书为准。

雾化注意事项

雾化前：①雾化前1小时内勿进食；②清洁口腔，清除口腔内分泌物和食物残渣；③不涂抹油性面霜，以免药物吸附在皮肤上而引起过敏；④选择合适的雾化装置，口含式适用于意识清醒、呼吸正常者，面罩式适用于小儿、意识模糊或呼吸肌无力者。

雾化时:①婴幼儿和儿童宜在安静或睡眠状态下进行;②采用舒适的坐位或半卧位;③用嘴深吸气、鼻呼气方式进行深呼吸,使药液充分到达支气管和肺部;④避免雾气接触眼睛,防止引起结膜炎;⑤密切关注患者的反应,如出现剧烈咳嗽、气促、发绀等情况,应立即中止雾化,并及时就医。

雾化后:①及时洗脸、漱口;②及时清洗雾化装置,并放置于干燥处,避免细菌滋生;③拍背排痰。拍背手法:五指并拢空心掌,由下至上,由外向内,有节律地轻拍,避开肾区及脊柱。

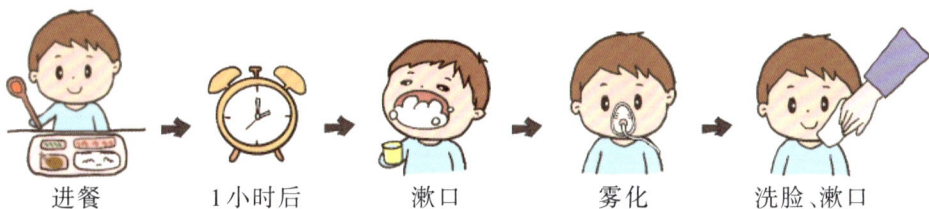

| 进餐 | 1小时后 | 漱口 | 雾化 | 洗脸、漱口 |

雾化相关不良事件及处理

雾化治疗可能引起一些不良反应,对于轻微不良反应,可自行处理;对于严重的不良反应,以及症状持续或加重的情况,应及时就医。

(1)刺激眼睛:暂停雾化,及时用清水冲洗,避免再次刺激,并检查面罩是否紧贴面部,有无雾气泄漏。

(2)刺激鼻咽和胃肠道:可能导致恶心、呕吐,应暂停雾化,适量饮温水或漱口缓解不适;可采用间歇雾化治疗,严重时停止雾化。

(3)震颤、肌肉痉挛:不必恐慌,及时停药,如为短效 β_2 受体激动剂(如特布他林)引起的,一般在停药后即可恢复,随访时可告知医生。

(4)口腔问题:如口腔干燥、异味等,雾化后可通过多饮水、漱口、刷牙等缓解症状。

供稿 杨旭敏
插画 杨旭敏

"爱"在跌倒之前——关注易致老年人跌倒药物的使用

专家导读

老年人是骨质疏松的高风险人群,他们一旦跌倒,就可能导致骨折、长期卧床或终身瘫痪等严重后果。老年人跌倒的原因有很多,药物是其中一个非常重要的因素。老年人可能存在高血压、高尿酸、糖尿病、血脂异常等多种基础疾病,往往需要服用多种药物,而服用一些特定药物易引起跌倒,因此我们需要重点关注。下文系统总结了部分易致老年人跌倒的药物,并详细介绍了降低老年人跌倒风险的用药小窍门,非常科学和实用。

(导读专家:林能明)

跌倒已经成为我国65岁以上老年人因伤死亡的首要原因,每年约有30%的老年人发生跌倒,且跌倒的发生率随着年龄的增长而增加。随着年龄的增长,老年人的各种生理功能也不断减退,反应灵敏度降低,跌倒时有发生。此外,药物也易引起老年人跌倒。跌倒已经成为老年人受伤的头号危险因素,老年人的骨骼很脆弱,一旦发生骨折等,很难黏合恢复。

张大伯73岁,平时身子骨很硬朗,这天早晨和以往一样服用了一颗盐酸哌唑嗪降压药,就和老伴去公园晨练,可是练着练着就头晕、冒冷汗,接着倒在了公园旁的一张小凳上。大家发现后第一时间呼叫了救护车将张大伯送去医院,幸亏抢救及时,张大伯才躲过一劫。那么,是不是因为服用了盐酸哌唑嗪而发生跌倒呢?

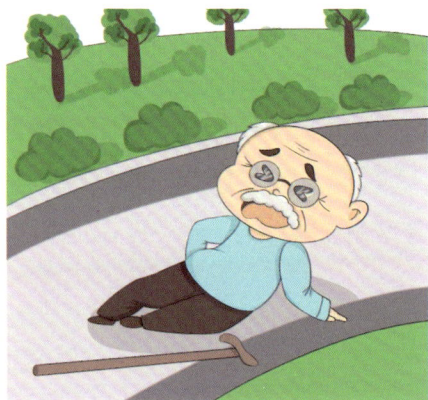

哪些药物会增加老年人跌倒的风险？

1.降血压药物

代表药物有美托洛尔、特拉唑嗪、氨氯地平等，主要是降血压药物会引起体位性低血压、肌无力、眩晕等而导致跌倒。

2.降血糖药物

代表药物有二甲双胍、格列本脲、格列吡嗪等，可不同程度地影响意识、精神、视觉、平衡等，且有导致低血糖的可能，从而使患者出现头晕、共济失调、昏迷、震颤等而导致跌倒。

3.抗抑郁药

代表药物有氟哌噻吨美利曲辛、文拉法辛、阿米替林等，可影响老年人的血压和睡眠，引起视力模糊、嗜睡、震颤、头昏眼花等症状。

4.镇静催眠药

代表药物有艾司唑仑、酒石酸唑吡坦、氯硝西泮等，可引起嗜睡、头昏、乏力、共济失调等不良反应，进而导致跌倒。

5.抗精神病药

常见抗精神病药有氯丙嗪、利培酮、奥氮平、氟哌利多等，此类药物长期使用会引发迟发性的运动障碍，医学上称之为"锥体外系反应"，临床表现有头晕、反应迟钝、眩晕和体位性低血压等。"锥体外系反应"是引起跌倒的重要危险因素之一。

6.利尿药

代表药物有氢氯噻嗪、呋塞米等。强效利尿药可使机体短时间内丢失大量体液和电解质，出现嗜睡、乏力、头昏、步态不稳而导致跌倒。

7.止痛药

易引起老年人跌倒的止痛药多为中枢性止痛药，如阿片类止痛药（如布桂嗪、哌替啶、羟考酮、吗啡等），此类药物会抑制中枢神经系统，老年人服用此类药物与发生跌倒的风险可能存在相关性。

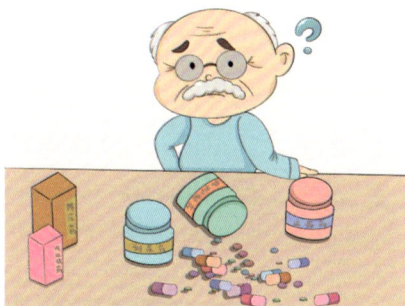

如何预防老年人跌倒？

老年人体质弱，记忆力差，服药不规律或者剂量不当，或多种药物并用，尤其在换药、药物调整剂量时，跌倒受伤的风险增加。因此，我们提倡老年人做好以下措施。

1. 小剂量开始

凡能引起跌倒的药物均应从小剂量开始用药，逐渐增量以适应，并且要密切观察（尤其服药后 0.5～1 小时，老年人跌倒的风险最高）。

2. 避免体位性低血压

患者服用易跌倒的药物后动作要缓慢，改变体位时遵循"三部曲"，即平躺 30 秒、坐起 30 秒、站立 30 秒，避免长时间站立。

3. 服药后保证休息或在床上服药

老年人若需服用镇静催眠药，建议上床后服用，并且夜间如厕或者早晨起床时需有家人陪同。

4. 老年糖尿病患者

应随身携带碳水化合物类食品，一旦出现低血糖，应立即食用。

5. 避免重复用药

在医院就诊时应告知医生正在服用哪些药物，用法、用量要规范，不能擅自增加用药种类和剂量，避免联合应用多种易致跌倒的药物。

6. 对老年人进行健康宣教

可以给老年人的药盒贴上防跌标识，老年人裤子长度需合适，外出时建议穿防滑鞋，保证老年人住所光线明亮、地面干燥。

愿老年人都能够合理用药，希望每家的"宝"都是不倒翁。

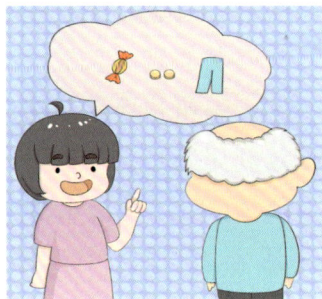

供稿　何嘉琳
插画　何嘉琳

药物过度使用性头痛——镇痛药物滥用的一种风险

专家导读

疼痛被确认为第五大生命体征，它既能提醒机体受损，也会带来许多潜在的伤害。自100多年前阿司匹林问世以来，镇痛药品种日益丰富，使用也越来越普遍，甚至出现滥用的情况。与此同时，关于镇痛药副作用的知识也积累了不少，常见的有消化道出血、肾损害、过敏等。令人意外的是，有些人群因过度使用头痛治疗药物，非但未能提高镇痛效果，反而使头痛的发作频数或程度在用药期间明显加重。下文简单介绍了药物的这种矛盾效应。

（导读专家：林观样）

很多人知道镇痛药可以缓解头痛症状，然而大家是否知道镇痛药用多了反而会导致严重头痛？

大家可能了解阿片类药物具有成瘾的风险；然而，大家可能不一定知道镇痛药物过度使用与一类难治性头痛密切相关，即药物过度使用性头痛（medication overuse headache，MOH），较常见于每月头痛15天或以上的患者。

药物过度使用性头痛的发病率在全球范围内为1%～2%，保守估计全球约有6000万药物过度使用性头痛患者。药物过度使用性头痛长期反复发作，会导致严重的健康损害、生活质量下降和生产力损耗，已成为全球20大失能原因之一。此外，药物过度使用性头痛经治疗后复发率高，1年内复发率在22%～44%，4～6年累计复发率为40%～60%，可谓是一种十分"难缠"的疾病。

药物过度使用性头痛的诊断

药物过度使用性头痛的诊断标准：①头痛频率≥15天/月；②规律过

度使用一种或多种用于头痛急性治疗和（或）对症治疗的药物超过3个月；③不能归因于国际头痛疾病分类第3版的其他诊断。

注：药物过度使用性头痛患者最常见的原发性头痛病史是偏头痛或（和）紧张型头痛，其他原发性头痛只占小部分，如慢性丛集性头痛或新发每日持续头痛。

事实上，在头痛频率≥15天/月，持续时间＞3个月的患者中，近一半可能存在药物过度使用性头痛。研究表明，大多数药物过度使用性头痛患者在撤除过度使用的药物后，头痛会好转。

哪些镇痛药会导致药物过度使用性头痛？

过度使用任何一种镇痛药都会增加药物过度使用性头痛的发生风险。

目前的研究数据提示，风险较高的药物有阿片类、含布他比妥（巴比妥类）的复方镇痛药，以及对乙酰氨基酚、阿司匹林、含咖啡因复方制剂等。

根据药物过度使用的类型，药物过度使用性头痛又被进一步细分。无论哪类细分类型，前提是必须满足药物过度使用性头痛的诊断标准。

主要细分类型[1]	常用药物举例	主要特点
麦角胺过度使用性头痛	双氢麦角胺、麦角胺	定期服用对应类型药物持续时间超过3个月，每个月用药时间超过10天
曲普坦类过度使用性头痛	舒马普坦、利扎曲普坦	
阿片类药物过度使用性头痛	吗啡、羟考酮	
复方镇痛药过度使用性头痛	对乙酰氨基酚、阿司匹林、咖啡因复方制剂	
对乙酰氨基酚过度使用性头痛[2]	对乙酰氨基酚	定期服用对应类型药物持续时间超过3个月，每个月用药时间超过15天
非甾体抗炎药过度使用性头痛[2]	布洛芬、双氯芬酸	
阿司匹林过度使用性头痛[2]	阿司匹林	

注：[1]本表未包括以下几类药物过度使用性头痛：非单独过度使用多种药物引起的药物过度使用性头痛，其他非阿片类镇痛药过度使用性头痛，因未明确或未经核实过度使用多种药物而导致的药物过度使用性头痛，以及其他药物引起的药物过度使用性头痛。详细的描述可以进一步查阅国际头痛疾病分类第3版。

[2]这几类同归属于非阿片类镇痛药引起的头痛。

有些患者担心,自身没有头痛疾病史,但因为其他原因长期使用上述类型镇痛药物,会导致药物过度使用性头痛吗?

多项研究和临床观察表明,药物过度使用性头痛只发生于已有其他头痛疾病的个体;此外,药物过度使用性头痛不会在无既往头痛史的个体中新发。因此,对于其他原因使用镇痛药物的患者,不需要过度担心。

单种头痛治疗药物用久了会导致药物过度使用性头痛。如果交替服用不同的药物,每种药都不超过对应时间,会导致药物过度使用性头痛吗?

不得不说,这是个"机智"的想法,但遗憾的是,即使每种药物都没有超过时限,如果联合使用(麦角胺类、曲普坦类、非阿片类镇痛药物或阿片类药物)治疗头痛超过3个月,每个月用药时间超过10天,仍可能发生药物过度使用性头痛。

如果头痛治疗药物不属于以上药物过度使用性头痛所列出的范围,那么是不是就可以避免发生药物过度使用性头痛?

无论是哪类药物,只要用于头痛的急性或对症治疗,定期使用时间超过3个月,每个月用药超过10天,都有可能发生药物过度使用性头痛。

目前治疗头痛的创新药物会导致药物过度使用性头痛吗?

近几年全球新上市的偏头痛治疗创新药物有降钙素基因相关肽受体拮抗剂和5-羟色胺1F受体激动剂等,备受期待和关注。我国已陆续上市依瑞奈尤单抗、加卡奈珠单抗等降钙素基因相关肽受体单抗。2023年7月,我国批准了首个5-羟色胺1F受体激动剂拉米地坦用于治疗偏头痛。

初步数据表明,降钙素基因相关肽拮抗剂不太可能引起药物过度使用性头痛,5-羟色胺1F受体激动剂的相关风险可能与曲坦类药物类似。

药物过度使用性头痛的原因

目前,药物过度使用性头痛的病理生理机制仍不明确,可能的机制包括下行疼痛调节的改变、中枢敏化和生物行为因素等。

一些药物导致药物过度使用性头痛的机制有了初步的理论支持:

(1)如长期使用曲坦类药物及其他镇痛药,可导致5-羟色胺受体下调和中枢抑制通路改变，从而降低抗伤害感受能力，引发持续性头痛。

（2）在外周神经系统，吗啡长期使用会导致初级传入神经元中降钙素基因相关肽的表达增加；在中枢神经系统，长期使用阿片类药物会导致延髓头端腹内侧区下行易化增强和背角水平兴奋性神经传递增加。这些作用联合可能导致药物过度使用性头痛。

除所用药物外，药物过度使用性头痛的其他高危因素如下：

风险类型	风险比值比	备注
代谢综合征	5.3（1.6～24.6）	肥胖是最重要的风险因素
焦虑或者抑郁	4.7（2.4～9.0）	建议筛查
缺乏运动	2.7（1.2～6.2）	推荐运动
女性	1.9（1.4～2.6）	
低教育水平	1.9（1.2～3.0）	
慢性骨骼肌疾病	1.9（1.4～2.7）	
吸烟	1.8（1.2～2.5）	推荐戒烟教育
年龄（＜50岁）	1.8（1.3～2.4）	
消化系统疾病	1.6（1.1～2.2）	
疼痛的严重程度	1.6（1.0～2.1）	

药物过度使用性头痛的预防

任何原发性发作性头痛都有可能发展为药物过度使用性头痛。原发性发作性头痛患者是药物过度使用性头痛的高危群体。预防建议如下：

（1）应避免使用含布他比妥的镇痛药和阿片类药物。

（2）每月使用曲普坦类或阿司匹林、对乙酰氨基酚、含咖啡因复方制剂的时间不超过9天。

（3）每月使用非甾体抗炎药的时间不超过14天。

应尽量消除已明确的头痛诱因,可采取以下措施:

(1)改变饮食习惯或睡眠模式。

(2)学习放松技巧和健康的压力管理方式。

(3)培养健康的生活方式,如戒烟和多活动。

供稿 王融溶

第二部分　对症用药

肺炎支原体感染来势汹汹，网红用药"三件套"可取吗？

专家导读

下文针对肺炎支原体流行期间的网红用药进行了科普，介绍了网红用药"三件套"——"阿奇霉素＋布洛芬＋愈酚甲麻那敏"的用药基本知识，向大众传达了用药常识，包括：出现发热、咳嗽症状时不能盲目跟风用药；应在医生指导下科学对症使用等。并且以阿奇霉素为例，阐述了正确用药的注意事项。

（导读专家：周权）

在肺炎支原体感染期间，相关话题频频登上热搜，还出现了治疗肺炎支原体感染的网红用药"三件套"——"阿奇霉素＋布洛芬＋愈酚甲麻那敏"，不少家长将其作为用药宝典。然而，这真的可取吗？

网红用药"三件套"都有哪些作用？

对于肺炎支原体感染，网红用药"三件套"——"阿奇霉素＋愈酚甲麻那敏"是抗感染＋退热＋止咳的组合。

阿奇霉素：是一种大环内酯类抗菌药物，因可治疗肺炎支原体感染而冲上热搜。当然，除支原体外，它对流感嗜血杆菌、链球菌等病原菌感染也有相当好的疗效。需要提醒的是，阿奇霉素是一种处方药，不能自行用药。

布洛芬：是一种常见的非甾体抗炎药，其主要作用是解热镇痛。

愈酚甲麻那敏：是一种复方制剂，其所含的愈创甘油醚可以祛痰止咳，甲麻黄碱可以减轻鼻塞症状，氯苯那敏可以止咳、减轻鼻塞流涕症状。

出现发热、咳嗽、咳痰是不是就能用网红用药"三件套"？

当孩子出现发热、咳嗽、咳痰时，有家长就自行给孩子用网红用药"三件套"，这是不可取的，因为临床上有不少疾病会出现以上症状，包括细菌感染、病毒感染、支原体感染等。病因不同，治疗所需的药物也不同。如果是由病毒引起的感染，那么不需要使用像阿奇霉素这类抗菌药物。擅自使用抗菌药物本身也存在一些风险，包括引起不良反应以及增加耐药性等。

布洛芬应严格按照医嘱使用，剂量不足，无法达到退热效果；过量用药则有导致肝、肾功能损伤的风险。该药一般可间隔4～6小时用药，但每日用药不超过4次。

复方制剂愈酚甲麻那敏需结合患儿具体病情使用。

因此，以上药物不建议家长自行使用，而应在医生指导下科学对症使用。

确需使用阿奇霉素时，需注意什么？

1.按医嘱用药

阿奇霉素是一种处方药，如果需使用阿奇霉素进行抗感染治疗，那么医生会根据患儿的体重、病情来调整用药的剂量、方式。需要注意：要遵医嘱用药，切勿擅自增加用药剂量或延长用药疗程。

2.注意服药时间

食物会影响阿奇霉素的吸收，因此口服阿奇霉素一般在餐前1小时或餐后2小时。如果服用阿奇霉素后出现腹痛、上腹部不适、恶心等胃肠道反应，那么可在餐后半小时服用阿奇霉素，以提高胃肠道的耐受性。

服用阿奇霉素没效果，怎么办？

如果肺炎支原体感染患者经阿奇霉素正规治疗7天，相关症状没有得到改善甚至进一步加重，那么需要考虑是否是阿奇霉素耐药，不建议继续用药，应及时就医调整用药。

新型四环素类和喹诺酮类抗菌药物是治疗肺炎支原体感染的替代药物,特别用于对大环内酯类药物耐药的患者。但是这两类抗菌药物使用均有年龄限制,医生会充分评估利弊,酌情用药。

当儿童有发热、咳嗽等呼吸道相关症状时,家长们切勿自行购药服用(比如肺炎支原体感染用药"三件套"),而应及时送医就诊。

供稿　查　丽

决战肺炎支原体

专家导读

　　肺炎支原体是一种大小介于病毒与细菌之间的病原微生物。在儿童群体,肺炎支原体感染最为常见。患者感染肺炎支原体后往往出现发热和持久性干咳等症状,成人发病人数和严重程度都低于儿童。肺炎支原体感染并不意味肺炎,只有当肺炎支原体侵入下呼吸道,才可能发生肺炎。一般来说,只有5%~10%的感染患者会进一步发展,且大部分为5~15岁的儿童和青少年。在治疗药物上,首选阿奇霉素,成人患者也可首选喹诺酮类;新型四环素类则提供了新的治疗选择,但必须在医生的指导下严格遵医嘱用药。

(导读专家:周华)

"刺客"档案首页

姓名:肺炎支原体

早期代号:"伊顿因子"

身高:50~300纳米

社会地位:世界上已知的能独立生存的最小微生物

肺炎支原体到底是病毒还是细菌?

　　都不是!

　　肺炎支原体是一种大小介于病毒与细菌之间的病原微生物,是一种无细胞壁的原核细胞性病原体。相比于细菌,肺炎支原体没有细胞壁;相比于病毒,其结构更复杂,进化程度更高。肺炎支原体就像没有穿"外套"的细菌。

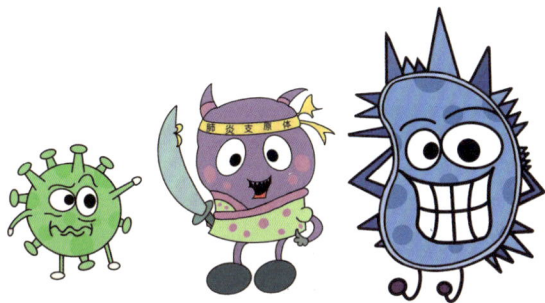

肺炎支原体"刺客"有什么性格特点?

这位"刺客"喜欢在秋冬季出没,会袭击所有人,尤其喜欢"欺负"5~15岁的儿童和青少年。最令人头疼的是,这位"刺客"是实力与头脑并存的高手,具有潜伏性和传染性。

面对来势汹汹的肺炎支原体"刺客",该怎样科学应对呢?

知己知彼,百战不殆。首先要知道,肺炎支原体擅长通过飞沫传播,使用秘密武器"黏附素"牢牢黏在我们的呼吸道表面,自上而下滑行蔓延。这里需要清楚的是:肺炎支原体感染≠支原体肺炎!患者感染肺炎支原体后往往会出现发热和持久性干咳,而只有侵入下呼吸道,才可能发生肺炎。

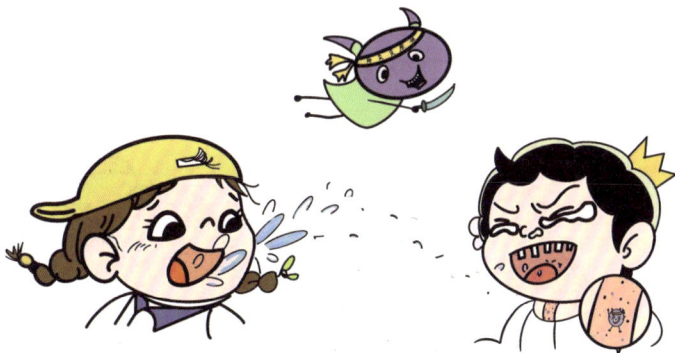

万一被肺炎支原体"刺客"袭击了,我们也不必恐慌,选择正确的武器就可以战胜它。

如前所述，肺炎支原体没有细胞壁，因此青霉素类和头孢菌素类药物对其都没有效果，因为这两类药物只破坏细胞壁这件"外套"。

对肺炎支原体效果最好的是大环内酯类药物，首选阿奇霉素、克拉霉素、红霉素及罗红霉素等，它们的绝招是"打击"肺炎支原体的内部。当然，在不同患者有不同的方式，症状较轻的可以口服治疗，严重的可以输液治疗。

这时有人可能要问："我用了足量阿奇霉素，怎么还是不见好转？"

其实，原因可能就是阿奇霉素太好用了，很多人在没搞清楚病原体之前就先用上了阿奇霉素，用得多了可能就不管用了，这就是所谓的"耐药"。

那么，当阿奇霉素等"首选装备"不能再抵御肺炎支原体这个"刺客"时，该怎么办呢？

考虑采用"方案B"——新的"备用装备"，如新型四环素类和喹诺酮类药物。新型四环素类有多西环素和米诺环素等，喹诺酮类有左氧氟沙星和莫西沙星等。

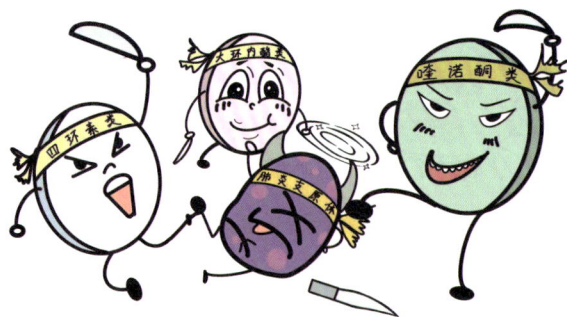

"方案 B"靠不靠得住?

说到四环素,很多家长可能要开始挠头了,因为看到"四环素",首先想到的可能就是"四环素牙"。家长们可能说,说明书上明确写着 8 岁以下儿童禁用四环素类药物,18 岁以下儿童禁用喹诺酮类药物,那到底能不能用呢? 其实,家长们并不用担忧。已有研究表明,在治疗儿童支原体肺炎所需的剂量和疗程范围内,这两类药物的风险是相对小的。米诺环素作用相对较强,多西环素的安全性相对较高,在推荐剂量和疗程内,尚无持久牙齿黄染的报道,在严格把控适应证并充分权衡利弊之后可以考虑使用,但是一定先咨询医生。

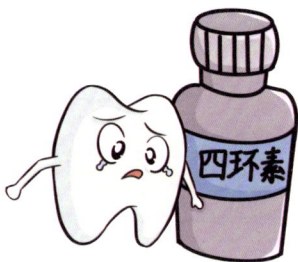

治疗期间严格按照医嘱足疗程使用,不可随意停药,建议多饮水,尤其服药后 30 分钟内避免躺下,且在用药期间及用药 1 周后都要做好防晒措施。在米诺环素口服期间,患儿尿液可能变成黄棕色、绿色或蓝色,这属于正常现象;喹诺酮类药物使用期间,应避免患儿剧烈跑跳,需充分休息。

另外,还有很多人关心肺炎支原体感染是否需要住院治疗?

事实上,大多数肺炎支原体感染症状较轻,遵医嘱居家用药就可以。如果有反复发热、咳嗽剧烈甚至呼吸困难等症状,则需要住院治疗。在肺炎支原体感染流行期间,重症感染者还有一个特点是多病原体同时感染,导致治疗难度增加,此时需要加用相应的药物进行联合治疗。

总之,在与肺炎支原体"刺客"正面交锋时,首选阿奇霉素,若对首选药物耐药,则可以在医生的指导下考虑多西环素和左氧氟沙星等;如果症状持续加重,需要及时住院治疗。

供稿　朱晨霞
插画　姚书艺

"海绵宝宝"历险记："药"你不放弃

专家导读

　　对于患有脊髓性肌萎缩症的"海绵宝宝"们来说,生活充满了困难和挑战,治疗疾病的过程也非常不容易。下文详细介绍了脊髓性肌萎缩症治疗药物的用法用量、不良反应、药价调整等,希望"海绵宝宝"们能早诊断、早治疗,以达到较好的预后。此文章在科普的同时兼具人文关怀:关注罕见病,让罕见病被看见,让关爱不罕见。

(导读专家:戴海斌)

　　大家是否关注过2020年冲上热搜的天价70万元一针的某药品?它就是全球首个用于治疗脊髓性肌萎缩症(spinal muscular atrophy,SMA)的诺西那生钠注射液。大家可能很少听说脊髓性肌萎缩症。这是一种由脊髓前角运动神经元变性导致的罕见病,可对患者全身上下的肌肉造成侵害,严重影响患者的生存质量。脊髓性肌萎缩症在新生儿中的发病率约为万分之一,其主要可分为4型,绝大多数患儿在2岁前因为呼吸衰竭而死亡,所以脊髓性肌萎缩症也被称为2岁以下婴幼儿的"头号"遗传病杀手。

脊髓性肌萎缩症分型

分型	起病年龄	最大运动能力
I	<6个月	不能独坐
II	6~18个月	能独坐,不能独立行走
III	>18个月~10岁	能独立行走
IV	成人期	能跑跳等所运动能力

脊髓性肌萎缩症患儿因为皮肤娇嫩、肌肉萎缩,像海绵一样容易受损,所以也被称为"海绵宝宝",他们的日常生活就像生活在海底世界的海绵宝宝一样,充满了困难和挑战。

脊髓性肌萎缩症有哪些治疗药物?

诺西那生钠作为全球首个用于治疗脊髓性肌萎缩症的药物,2019年被批准在国内上市,也是国内首个能用于治疗脊髓性肌萎缩症的药物。诺西那生钠被广泛用于脊髓性肌萎缩症婴儿和儿童群体,用药的第一年需要注射大约6针,以后每年注射3针。但是,其治疗方式不是特别便利,需要在医疗机构由专业人员采用腰椎穿刺的方式给药。这种给药方式属于侵入性操作,患者会有疼痛不适、呕吐等不良反应。

2021年,国内上市了另一种用于治疗脊髓性肌萎缩症的药物——利司扑兰口服溶液用散(Evrysdi),其可以用于治疗出生16天及以上的脊髓性肌萎缩症患儿,开启了脊髓性肌萎缩症"口服"治疗的新时代。其最大的优势是用药灵活便捷,且药液为草莓口味,患者依从性高。利司扑兰的不良反应是有明确的生殖毒性,包括对胚胎的致畸性和男性生育能力的可逆性影响。

此外,国外还有一种用于治疗脊髓性肌萎缩症的药物——索伐瑞韦静脉输注混悬液(Zolgensma),目前还没有在国内上市。这是一种一次性基因治疗药物,用于2岁以下的脊髓性肌萎缩症患儿,只需注射一次就可以达到疗效。

根据研究和临床使用的结果,诺西那生钠、利司扑兰及索伐瑞韦对脊髓性肌萎缩症都有较好的疗效,而且越早诊断,越早开始有效治疗,预后越好,甚至在出现症状前开始治疗,患儿有望达到同龄非患病儿童的生存状态。

脊髓性肌萎缩症的医疗保障

脊髓性肌萎缩症是一种罕见病,受众范围小,市场规模小,这必然导致脊髓性肌萎缩症药物价格高昂,虽然诺西那生钠和利司扑兰分别于

2019年和2021年通过审批在国内上市，让脊髓性肌萎缩症患儿家长看到了希望，但其价格高昂，患儿家庭很难承受。如诺西那生钠每针价格高达70万元，一年的药物费用就高达430万元；利司扑兰虽然单价较低，为6.38万元/瓶，但需每天服用，一年药物费用也高达230万元；而索伐瑞韦虽然只需单次注射，但其单价更是高达1400万元。

值得庆幸的是，在相关部门的努力下，诺西那生钠和利司扑兰先后进入了医保目录，报销后的价格低至3.3万/针和3780元/瓶，降幅均高达95%，再结合各地补充医保政策，价格可降至更低，这极大地减轻了患儿家庭的经济负担，使得更多的脊髓性肌萎缩症患者得到了有效治疗。

罕见病多属于基因性疾病，若不能得到妥善治疗，患者的生存期甚至极短。其实，《海绵宝宝》的作者史蒂芬·海伦伯格就是一名罕见病患者，他于2017年3月被查出患有渐冻症，仅过了20个月，他就因渐冻症去世了。

罕见病，这一全球性的公共卫生难题，在我国也备受关注。目前，罕见病诊疗面临误诊率高、诊断周期长、诊疗费用高等诸多挑战，相关部门和社会各界也在积极寻求解决方法，如投入药物研发、加快药物纳入医保目录、设立保障基金等。我们期待未来有一个更加高效、充满希望的罕见病医疗环境，让每一位罕见病患者都能得到更好的诊疗和保障。

供稿 楼烨亮

小美的祛斑日记

专家导读

　　黄褐斑作为一种常见的皮肤病,困扰着许多爱美人士。氨甲环酸用于祛黄褐斑具有明确功效,但其目前仍属于超说明书使用,不少患者对其使用存在困惑和担忧。下文以生动、形象的漫画问答形式,围绕氨甲环酸的用法用量、不良反应等热点问题展开解答;同时,针对黄褐斑的病因、日常护理、注意事项等患者关注的问题也给予简洁明了的解读。一问一答间,让患者对黄褐斑及其治疗有了深入的了解。

（导读专家:缪静）

　　小美最近很不开心,她发现自己的脸颊上长了黄褐斑。

　　"我以前不长斑的,为什么年纪大了,生完孩子后脸上长黄褐斑了?"小美前往医院咨询皮肤科医生。

　　小美:"医生,你看我这脸上的黄褐斑能去掉吗?"

　　皮肤科医生:"你好,你的黄褐斑应该可以通过口服氨甲环酸片和用其他医美方法联合治疗达到部分缓解。"

　　拿到药品后,小美还是很困惑,于是她来到了药师门诊。

　　小美:"药师你好,医生让我吃氨甲环酸片治疗黄褐斑,可是我看说明书上并没写这是用于祛黄褐斑的?"

　　药师:"你好,氨甲环酸主要用于治疗出血,祛黄褐斑治疗是超说明书用药,不过不要担心,氨甲环酸对黄褐斑是有明确功效的。氨甲环酸可减少黑色素合成,同时抑制血管增生,减轻红斑。"

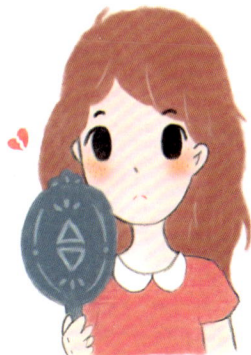

黄褐斑的病因

黄褐斑是一种慢性、获得性面部色素增加性皮肤病，临床表现为对称分布于面颊、前额及下颌的深浅不一、边界不清的淡褐色或深褐色斑片，易复发，难治愈。

遗传易感性：约40%的患者有家族史，易出现治疗抵抗，迁延不愈。

血管因素：黄褐斑皮损中真皮小血管数量及管径较正常皮肤显著增加。

日光照射：直接刺激黑素细胞合成色素。

黑色素合成增加：多种因素直接或间接作用。

性激素：妊娠、口服避孕药及激素替代治疗等可诱发和加重育龄期女性黄褐斑。

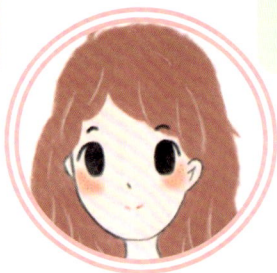

皮肤屏障受损：黄褐斑皮损处角蛋白、角化套膜蛋白及酸性神经酰胺酶表达异常，促进紫外线诱导色素增加。

小美："那我该怎么服用呢？"

药师："一般情况下，氨甲环酸片治疗黄褐斑，每次250～500mg（半片至1片），每天1～2次。要遵医嘱服药。"

遵医嘱服用一段时间药物后，小美发现身体发生了变化，于是再次咨询药师。

小美："药师你好，我连续服药后，这个月的月经不规律了，量也变少了，这是正常现象吗？"

药师："你好，月经不规律、量变少是氨甲环酸常见的不良反应。不要担心，可以在月经期间停药几天。"

小美："那氨甲环酸片还有什么其他不良反应吗？"

药师："因为祛斑口服的氨甲环酸剂量较小，常见不良反应包括胃肠道反应、月经量减少等，基本能自行缓解。氨甲环酸本身是止血药，服药期间可以定期检查凝血功能和血黏度。同时还需要注意，既往有血栓、心绞痛、卒中等病史者禁用氨甲环酸。切记一定要在就医后根据医嘱服药，不要擅自购买服用。"

在医生和药师的共同指导下，小美在日常护理的基础上坚持口服氨甲环酸片和医美治疗，黄褐斑终于有改善了。

注意事项

服药期间，日常护理也有很多注意事项哟！

1.注意日常生活状态

①减少日晒。②减少与烹饪热、职业热接触。③避免服用引起性激素水平变化的药物及光敏药物，例如避孕药。

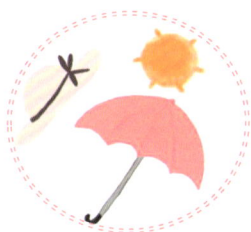

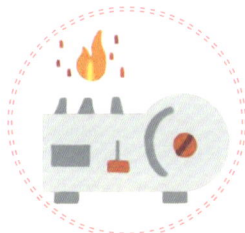

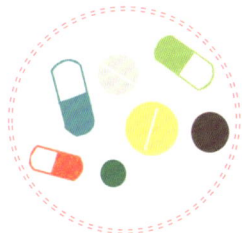

2.保持良好的生活习惯

①不要使用汞、铅等含量超标的劣质化妆品。②保证每天睡眠充足。③保持良好心态。

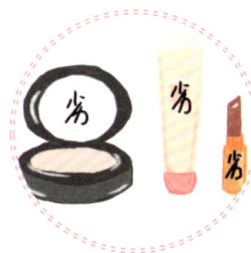

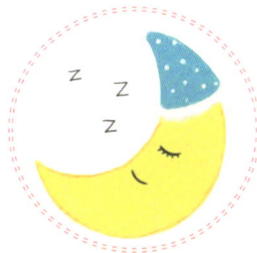

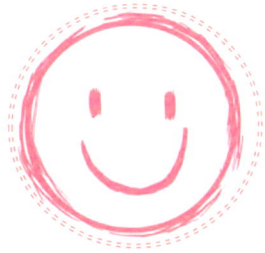

3.注意日常护理

①使用防晒霜（SPF≥30，PA+++）。②可以选择含甘草提取物、左旋维生素C、白藜芦醇、谷胱甘肽、鞣花酸、桑叶提取物、芦荟素等成分的具有

美白功效且经过临床验证的护肤品。③修复皮肤屏障，例如敷面膜、正规医美护肤等。

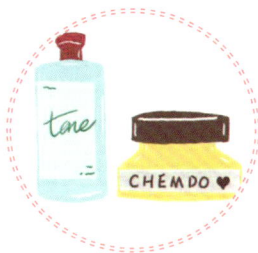

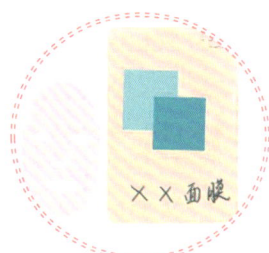

供稿　王晨雯
插画　王晨雯

打败眼底"美杜莎"的利器

专家导读

美杜莎是古希腊神话中的女妖,她吐舌露齿,以蛇为发,面目狰狞。而我们人类的眼睛也会长出"美杜莎"——脉络膜新生血管。脉络膜新生血管是一种黄斑疾病,会损害视觉,导致患者出现视力下降、视物暗点、视物变形等症状。脉络膜新生血管形成的同时常伴有血管内皮生长因子(vascular endothelial growth factor,VEGF)水平升高,而VEGF会促使新生血管茁壮成长。雷珠单抗是一种靶向VEGF的单克隆抗体,注射入眼睛的玻璃体内可与VEGF结合而抑制其活性,从而抑制新生血管形成,改善患者眼部症状。下文详细介绍了雷珠单抗相关知识,帮助大家全面了解,以安全使用。

(导读专家:王刚)

美杜莎是古希腊神话中的女妖,她吐舌露齿,以蛇为发,面目狰狞。而我们人类的眼睛也会长出"美杜莎",这是对脉络膜新生血管形态的一种生动的描述。市民蒲女士切身体验了眼底"美杜莎"的厉害。

由于工作繁重,高度近视的蒲女士经常加班到凌晨才能入睡。近期,她双眼看东西不一致,左眼看东西会出现变形,比如看字、红绿灯等会出现弯曲变形的情况。一开始,蒲女士以为是工作用眼过度导致的,她好好调整了自己的作息,但过一段时间后情况并没有好转。为了明确病情,蒲女士来到医院的眼科就诊。

医生询问蒲女士的既往史,并且进行了详细的眼部检查,结果发现她的左眼眼底黄斑区有出血、水肿等症状,结合影像学特征,考虑蒲女士罹患了一种黄斑疾病:脉络膜新生血管。蒲女士听得一头雾水,脉络膜新生血管是什么?有办法治疗吗?

医生解释,脉络膜新生血管发病的原因有年龄相关性黄斑变性、近视性脉络膜新生血管、血管样条纹症、特发性脉络膜新生血管以及葡萄膜炎等。蒲女士发病的主要原因还是考虑高度近视引发的眼底病变。

脉络膜新生血管形成的同时还会伴有VEGF水平升高，VEGF会促使新生血管茁壮成长，随后入侵视网膜甚至黄斑区，导致黄斑区出现水肿、充血等现象，损害视觉。脉络膜新生血管会带来一系列眼部不适，如视力下降、视物暗点、视物变形等。

医生向蒲女士解释病情后，立即制定了治疗方案，准备安排手术——向玻璃体内注射抗VEGF药物。目前，该类药物中，获美国食品药品监督管理局批准应用于玻璃体腔内注射的有哌加他尼钠、雷珠单抗，其中以雷珠单抗应用为多。蒲女士一听到药物名称就吓得脸色苍白，联想到平时听到的单抗药物以治疗肿瘤疾病为主，她以为自己的眼睛也患了癌症。医生立即向蒲女士解释此"单抗"非彼"单抗"。

VEGF可通过增加血管通透性损伤视网膜屏障，诱发血管渗漏，并加重组织水肿，导致黄斑水肿并发症发生，长此以往形成恶性循环，加重病情。临床治疗方案的制定可从降低VEGF表达水平出发，即通过应用抗VEGF药物来降低VEGF表达水平，调整血管通透性，抑制新生血管生成，充分发挥视网膜对内渗液的吸收功能，最终达到改善黄斑水肿、保护视力的目的。雷珠单抗是选择性抗VEGF药物，该药物能更加紧密地与VEGF结合，进而充分发挥药效，降低VEGF表达水平，改善临床症状。雷珠单抗主要适用于成年人，性状为透明至微乳白色液体。

雷珠单抗的适应证有：湿性（新生血管性）年龄相关性黄斑变性；糖尿病性黄斑水肿引起的视力损害；糖尿病视网膜病变；继发于视网膜静脉阻塞的黄斑水肿引起的视力损害；脉络膜新生血管导致的视力损害。

对于蒲女士高度近视所导致的眼底病变，雷珠单抗的给药方案如下。每次注射雷珠单抗前后3天滴注抗生素滴眼液，每天至少4次，目的是降低眼内炎和注射部位感染的发生风险。整个治疗过程分为2个阶段。①强化治疗阶段。雷珠单抗经玻璃体腔内注射给药，剂量为每次0.5毫克（相当于0.05毫升的注射量），每月给药一次，连续注射3～5个月。②巩固治疗阶段。在强化治疗阶段后，医生根据具体情况安排后续的治疗，主要目的是巩固已提升的视力。

雷珠单抗常见的不良反应有头痛、鼻咽炎、关节痛、眼内压升高、过敏反应、流行性感冒、尿路感染、贫血等。

注意:对于特殊人群,如儿童、妊娠期妇女、哺乳期妇女,均不推荐使用雷珠单抗。

眼球内注射药物,最大的风险就是感染。注射雷珠单抗的疗程较长,因此会增加眼部感染的发生风险。要保证术前术后眼部无菌,保持眼部清洁。

整个注射过程快速且无痛,注射针头长度不到眼球直径的一半;注射完毕,针孔可自行愈合。

在治疗期间,关键是需要患者每月到医院复查,检查视力、观察黄斑水肿是否消退、检查脉络膜新生血管变化等,时间分别为术后第1天、术后1周、术后1个月。

蒲女士在治疗后按照医生的要求定期复查,黄斑区的病灶明显得到改善,她对治疗结果非常满意。

需要注意的是,这类脉络膜新生血管悄悄潜伏在我们身边,又非常容易复发,而我们在平时的工作与生活中往往毫无察觉。因此,大家一旦发现有视物变形的情况,要及时就诊,早发现、早诊断、早治疗,切勿错过最佳诊疗时机。

➕ 专业术语解释

血管内皮生长因子(VEGF):可以促进血管生成,促进内皮细胞增殖和迁移,诱导肿瘤等组织的血管生长。

供稿 徐婉贞

免受"肝"扰，"药"你知道

专家导读

　　人体感染乙型肝炎病毒（简称乙肝病毒）后可造成乙型病毒性肝炎（简称乙肝）。乙肝曾经是一个令人心生恐惧的话题，然而，我们是否真正了解乙肝？无论是患者还是健康人群，都需要关注并了解乙肝。根据世界卫生组织提出的"2030年消除病毒性肝炎作为公共卫生危害"的目标，下文将带领读者正确认识乙肝，包括其预防、治疗等，找到科学、有效的应对方法。

(导读专家：王建平)

　　"它会侵蚀我的身体，折磨我的心灵，将我逼到一个羞于见人的角落！"这是一名乙肝患者的亲身感受，她罹患乙肝3年了，但从未向他人提起。

　　乙型病毒性肝炎（简称乙肝）一直是一种令很多人谈之色变的疾病。乙肝在我国的发病率很高，《慢性乙型肝炎防治指南（2022年版）》显示，全球范围内有2.96亿名慢性乙肝病毒感染者，其中约1/3在中国。据统计，我国约有8600万名慢性乙肝病毒感染者，这意味着我国每16个人中就有1个人是慢性乙肝病毒感染者。

　　那么，乙肝是不是真的像我们想象的那么可怕呢？患了乙肝是否需要终身服药呢？

什么是乙肝？

　　乙肝是一种由乙肝病毒感染而引起的传染病。乙肝病毒侵入肝脏细胞后，会导致肝脏发生炎症反应，最终造成肝功能损害，我们将这种肝炎称为乙肝。

然而，只要我们尽早发现乙肝病毒，就可以彻底铲除这个"毒窝"；但是如果没有及时治疗，病情拖延半年以上，乙肝病毒就像获得了身体内的通行证一样，在肝细胞中拥有"永久居住权"，由开始的急性炎症转为慢性疾病。

"急性转为慢性，听着好可怕。"的确，乙肝病毒控制不好，会严重影响肝脏功能，导致肝纤维化、肝硬化，甚至"招来"肝癌。

正常肝　　　乙肝　　　肝硬化　　　肝癌

"病毒？传染病？肝癌？呃，还不快点躲开……"乙肝患者承受着身体和心理上的双重折磨。而健康人也同样要承受乙肝所带来的恐惧。

健康人与乙肝患者一起进餐会传染吗，拉拉手会传染吗？乙肝患者可以正常妊娠吗，胎儿会患乙肝吗？

别慌！要预防乙肝，我们首先要了解乙肝病毒的传播途径。

乙肝病毒有哪些传播途径？

乙肝病毒的传播途径主要有血液传播、性接触传播、母婴传播，其不经呼吸道和消化道传播。因此，日常生活中的一些肢体接触，如握手、拥抱，以及同食同住、共用卫生间等都不会传染乙肝病毒。

乙肝妈妈怀孕时，有可能将乙肝病毒传染给宝宝，但只要定期产检，医生和药师会一起努力帮助宝宝健康成长。

如何预防乙肝？

目前，注射乙肝疫苗是最有效的乙肝预防措施。我国采用三剂原则注射乙肝疫苗，就是0个月、1个月、6个月分三次完成疫苗全期注射。一般来说，乙肝疫苗最短保护3～5年，最长保护15年左右。

乙肝治疗有哪些难点，如何治疗？

目前，人类的医学水平还无法彻底治愈乙肝，乙肝治疗仍存在三大难点。

难点一：疗程长。坚持服药是关键。

目前，乙肝治疗的现状是药物多、方案多。其实，乙肝治疗的关键是抗病毒。2022年乙肝防治指南推荐的一线口服抗病毒药物有恩替卡韦、替诺福韦酯、丙酚替诺福韦、艾米替诺福韦等。

这四种药物的服用都有相应的要求。恩替卡韦要空腹服用（空腹是指餐前或餐后至少2小时）；替诺福韦酯空腹或随餐服用都可以；丙酚替诺福韦、艾米替诺福韦都要随餐服用。

不管是哪种药，坚持服用是关键。这是因为治疗方案的目的是抑制病毒复制，而不是彻底杀死病毒，所以用药时间漫长。

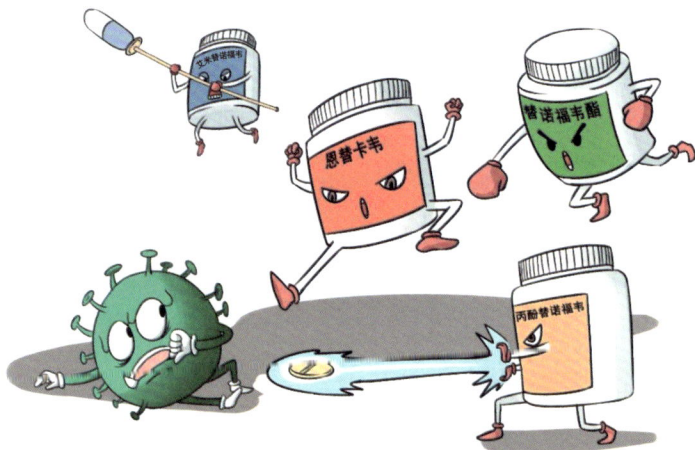

需要提醒的是：①如果在服药1小时内出现呕吐，应及时补服一颗；②为了获得最佳的疗效，每天服药时间要固定，如果担心漏服，可以设闹钟提醒。

万一漏服了怎么办？请在18小时内尽早补服；若超过18小时，则不必补服，第2天正常服用下一剂。切勿在第2天补服前一天未服用的量！

虽然抗病毒治疗是一个长期的过程，但并不代表需要终生服药。抗病毒治疗的目标分为短期目标(有效抑制乙肝病毒复制)和长期目标(乙肝病毒表面抗原消失),完成长期目标就可以停药了。

而完成长期目标也是有条件的,总结成六字就是"早治疗,要坚持"。一旦达到停药标准,医生和药师会帮助停药。

难点二:药价贵。带量采购来帮忙。

近年来,国家出台了药品集中带量采购政策,大部分口服抗病毒药物价格大大降低,在很大程度上减轻了患者的经济压力。

难点三:易复发。定期复查不可少。

乙肝病毒感染容易复发。因此,定期复查很重要,建议每隔3个月左右复查,抑制乙肝病毒的复制。

> 乙肝病毒很磨人,大家千万不要作;
> 按时服药慢慢来,定期复查好习惯;
> 饮食清淡少油腻,早睡早起戒烟酒。

专业术语解释

1.乙型病毒性肝炎,简称乙肝,是一种由乙型肝炎病毒(简称乙肝病毒)感染机体后所引起的传染病,分为急性乙肝和慢性乙肝。通常,病程在半年以内的为急性乙肝,超过半年的为慢性乙肝。

2.乙肝疫苗是一种用于预防乙肝病毒感染的疫苗。目前,广泛使用的乙肝疫苗是基因重组DNA酵母乙肝疫苗。

3.乙型肝炎病毒表面抗原(HBsAg)是判断乙肝病毒感染及预后的一项重要指标。

供稿　刘莹莹

插画　刘莹莹

消失的记忆

专家导读

有一种遗忘，会让人忘了时间，也忘了自己——它就是阿尔茨海默病。当家里有老人患阿尔茨海默病时，无论对患者还是对家人都是一项长期的考验。而药物虽无法治愈和逆转疾病，但可以在很大程度上延缓疾病进展。因此，正确用药、规律用药至关重要。下文较系统地介绍了阿尔茨海默病的药物治疗和生活干预等，提高人们对该病的认知，做到早发现、早预防；掌握药物的合理使用和相互禁忌；提倡人们对身边的阿尔茨海默病患者多一分理解和耐心。

（导读专家：戴海斌）

你们身边是否有这样的人，经常忘记关燃气灶、水龙头，在熟悉的地方迷路，刚吃完饭转头就又去厨房做饭，几分钟内重复问同一个问题，甚至忘记朋友和亲人，逐渐丧失生活自理能力……其实，他们很有可能是患了阿尔茨海默病。

阿尔茨海默病，又称原发性老年痴呆症，是一种以记忆力衰退、认知功能障碍、情感功能障碍为特征的中枢神经系统退行性疾病。其起病隐匿，病程缓慢，难以治愈。目前，全球每隔3秒就新增一名阿尔茨海默病患者。我国阿尔茨海默病患者已超1000万例，其最常见于60岁以上的人群，并逐渐趋于年轻化，四五十岁甚至三十多岁的人也有发病的可能。随着现代社会老龄化的加剧，该病发病率也逐年上升。

阿尔茨海默病患者的症状起初可能是记忆力减退、学习能力减弱等，随着病情发展会表现出焦虑、抑郁、失眠、躁动和偏执，丧失穿衣、洗澡等生活自理能力，最终可能出现行走、吞咽困难等情况。

目前，对阿尔茨海默病虽尚无治愈的方法，但积极治疗可延缓病情的进展，故应尽可能坚持长期治疗。尽早诊断，及时治疗，合理用药，终生管理。目前,绝大多数患者会积极就诊,但是仍存在停药、不合理用药的现象。

常用药物

常用的关于认知方面的药物有以下几种。

1.胆碱酯酶抑制剂

多奈哌齐:用于治疗轻、中度或重度阿尔茨海默病。应在晚上睡前服用。可能引起胃肠道反应、肌肉痉挛、失眠等。制剂中可能含有乳糖。

卡巴拉汀:用于治疗轻、中度阿尔茨海默病。早晚进餐时与食物同服,胶囊需吞服。常见不良反应有胃肠道反应和乏力等。有哮喘或阻塞性肺疾病病史的患者慎用。有严重肝脏损伤的患者禁用。

加兰他敏:适用于治疗轻至中度阿尔茨海默病。餐后1小时口服,以减少对胃肠道的刺激。服药期间需摄入充足的液体。青光眼患者不宜使用。不良反应有疲劳、头晕、失眠、梦幻、胃肠道反应、心动过缓、心律不齐等。

2.谷氨酸受体拮抗剂

美金刚:每日1次,可空腹或随餐服用。避免与金刚烷胺、右美沙芬、氯胺酮合用。常见不良反应有晕眩、头痛和精神错乱等。

3.甘露特钠

可空腹或随餐服用。用药期间如果出现心血管系统异常,应及时就医。服药期间定期监测肝肾功能。

4.石杉碱甲

石杉碱甲适用于良性记忆障碍,不良反应一般不明显。癫痫、肾功能不全、机械性肠梗阻、心绞痛等患者禁用,心动过缓、支气管哮喘等患者禁用。

阿尔茨海默病患者情况特殊,可以设定闹钟,或使用药品分装盒来提醒服药,后期需要照料者监督患者按时服药,以保证药效。

阿尔茨海默病患者用药量存在个体差异,一般从小剂量开始逐渐增量;按医嘱正确用药,若服药后出现异常症状,应立即联系主管医生或药师。

有以下情况者无须过度焦虑：45岁以下，无家族史，身材管理良好，"三高"（高血脂、高血压、高血糖）控制好，文化水平高，性格开朗乐观。

生活方式干预

其实，部分阿尔茨海默病患者可以通过干预生活方式来缓解症状或延缓病情进展：

（1）保证规律、充足、良好的睡眠。

（2）注意体重管理，体重指数保持在 $18.5\sim24.9kg/m^2$。

（3）坚持定期体育锻炼对大脑健康有保护作用，如打羽毛球、跳广场舞等。

（4）健康饮食，少油少盐，营养均衡，饮食以蔬菜水果、五谷杂粮、鱼类等为主。

（5）刺激大脑，多阅读和学习新知识，也可以下棋、绘画、听音乐等。

（6）保持好心情，多出门走走看看风景，多参加社交活动。

（7）提倡戒烟，减少饮酒。

（8）对高血压、糖尿病、高脂血症等加强管理。

如果您身边有阿尔茨海默病患者，请给予他们最大的耐心和关爱，让我们与时间赛跑，用陪伴来守护每一段随时会消失的爱的记忆。

⊞ 专业术语解释

注：体重指数（body mass index，BMI），又称体质指数，是国际上常用的衡量人体胖瘦程度以及是否健康的一个指标。

计算公式：$BMI=体重\div身高^2$

（体重单位：千克；身高单位：米）

供稿　王建玲

口服避孕药？别再被名字骗了！

专家导读

　　复方口服避孕药（combined oral contraceptive，COC）是一种含有雌激素和孕激素的口服药物，除用于避孕外，当前还常用于调整月经周期，治疗异常子宫出血、高雄激素所致痤疮多毛、经前期综合征等。大众对复方口服避孕药普遍存在认知误区，这也在很大程度上增加了患者用药的心理负担，尤其是处于集体生活中的青少年。下文生动形象地阐述了人体下丘脑-垂体-卵巢轴（hypothalamic-pituitary-ovarian axis，HPO 轴）调控机制，以及外源性雌孕激素复合制剂——复方口服避孕药的作用原理，有助于引导广大青少年及家长正确认识性激素调控在生长发育中的作用，抛弃对避孕药的用药"偏见"，做到科学、合理应用。

（导读专家：羊红玉）

　　受传统文化的影响，女性在月经——"最熟悉的老朋友"出了问题后往往羞于启齿；"口服避孕药"这类敏感词汇更是让人闻之色变。在现实生活中，妇科内分泌疾病患者在诊疗过程中也常面临各种社会偏见及病耻感压力。

　　青春期女性刚刚开始发育，内分泌调节功能还不健全，子宫异常出血高发，此时更需要家长、教师和医务人员关心和正确引导。

　　社会和大众应用健康、科学的视角看待青少年成长发育过程中遇到的疾病或困惑，不要让她们在如花的年纪种下晦暗的种子。正确看待成长发育，正确对待疾病治疗，做健康自信女性！

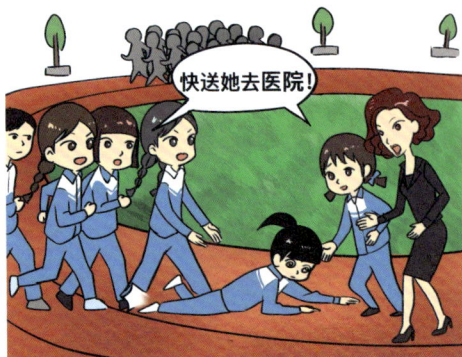

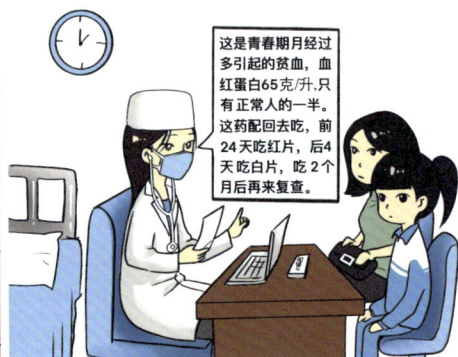

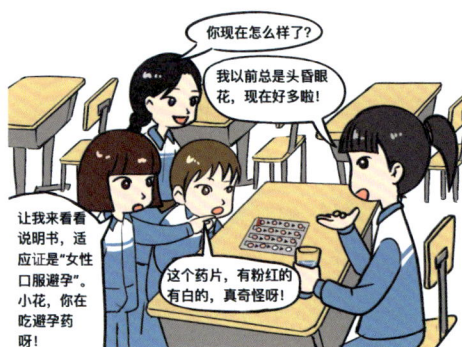

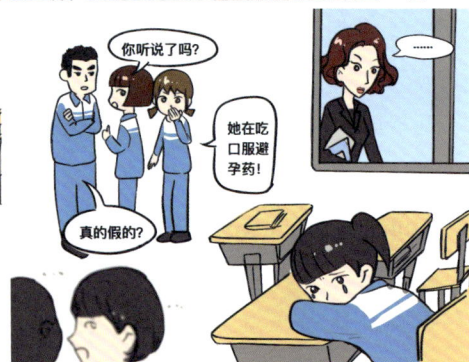

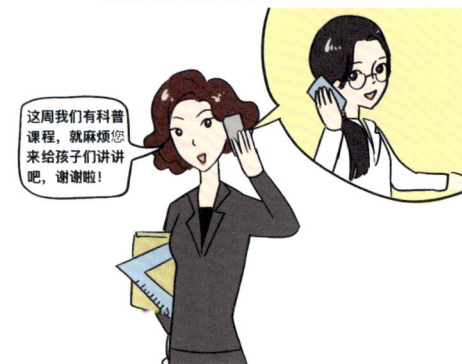

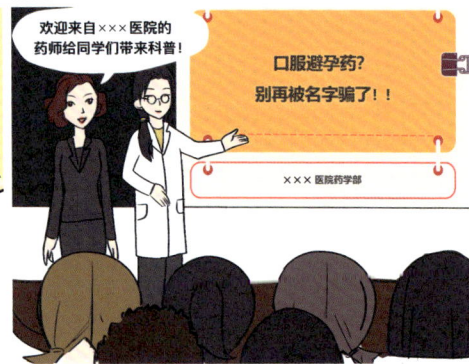

所以，是什么原因可能使内分泌系统发生疾病或功能出现某些问题呢？请听药师娓娓道来。

传说盘古开天辟地之后，女娲觉得世界太寂寞了，便使用泥土制造了人类，又使用性激素区分性别。男性以雄激素占主导，孔武有力；女性以雌激素占主导，温婉窈窕。女性因为要承担生育的重任，因此内分泌调节也更加复杂。

女性 HPO 轴

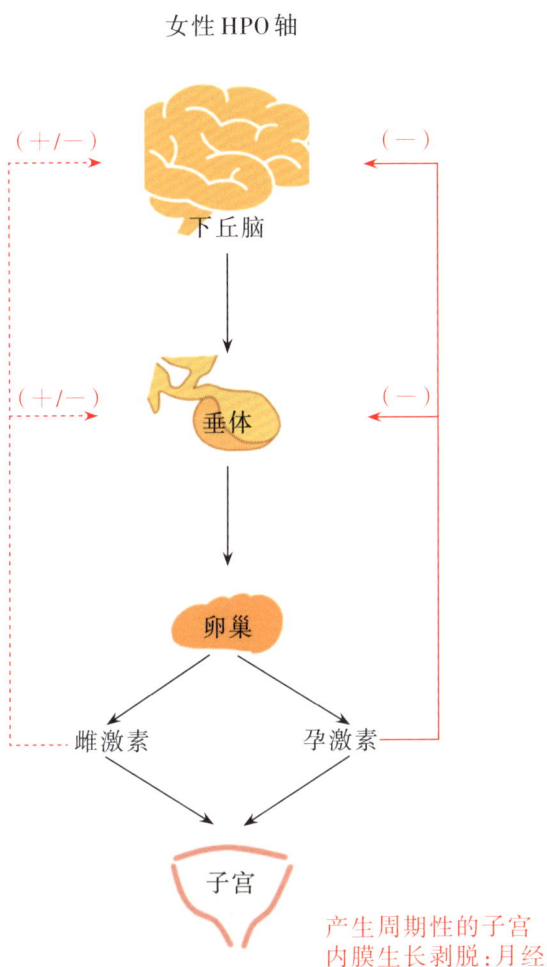

当卵巢分泌的雌激素和孕激素太多时,下丘脑和垂体会觉得"压力山大"——太多了,太多了,根本用不掉!精明能干的下丘脑就会立即"下诏",垂体"听从政令",卵巢开始"减产",这样雌激素和孕激素产量立即下降;而当雌激素和孕激素太少时,下丘脑又会下令,卵巢会多分泌雌激素和孕激素。通过这种调控,内分泌系统"风调雨顺"了很多年。

10～19岁青春期女生的 HPO 轴功能刚刚建立,内分泌系统下丘脑、垂体刚"上任",业务都不娴熟;缺少"指令"指引,卵巢就会毫无计划地分泌雌激素、孕激素而造成混乱,子宫易出现不规律的大量出血,导致严重贫血,出现头晕、乏力、心慌等症状,称为"青春期子宫异常出血"。此时,首先要稳定内分泌系统,满足子宫的需求;其次要帮助刚"上任"的下丘脑和垂体迅速历练成为工作经验丰富的"职场精英"。

内部雌激素、孕激素产能不协调该怎么办？那就只能仰仗"外援"——外源性的雌孕激素复合制剂,也就是口服避孕药了。其能迅速满足子宫需求,止血效果立竿见影;HPO轴也可以趁此机会好好休息。勤奋的HPO轴通过观摩学习,积累大量实战经验后逐渐成熟。

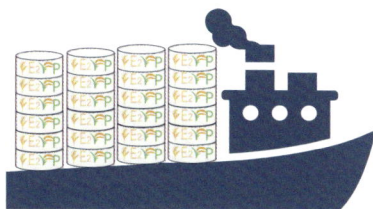

基于类似的道理,口服避孕药还可用于内分泌系统遇到的其他问题。

（1）卵巢许久不生产孕激素,月经总是姗姗来迟,被称为多囊卵巢综合征。

（2）通过减少内源性雌激素合成,控制高度依赖雌激素的"强盗式四处烧杀抢掠",如腺肌症、子宫内膜异位症等。

（3）部分口服避孕药中的孕激素成分可发挥抗雄激素作用,赶走"多毛"和"痤疮"。

因此,口服避孕药在临床治疗上有"十八般武艺",避孕只是它的基本功之一,别再被名字骗了！高效雌激素和孕激素组成的复合制剂,由于优秀的避孕效果在国外大受欢迎,"口服避孕药"的名号也就这样逐渐深入人心。经过不断优化改造,目前临床常用的品种包括炔雌醇环丙孕酮片、屈螺酮炔雌醇片、去氧孕烯炔雌醇片等,但由于名称复杂,所以大家仍习惯用"口服避孕药"代指。

祸兮福所倚,福兮祸所伏。口服避孕药使用需谨记以下秘诀：

（1）血栓风险与口服避孕药形影不离,因此凝血功能监测是必不可少的！有血栓高危因素,如40岁以上、有肥胖、血栓史的女性更加需要慎重。

（2）"外来"的雌激素、孕激素要稳定"供货"，才能让勤奋的HPO轴停止工作。为此，"口服避孕药"可谓是煞费苦心，不管是颜色存在差异的药片，还是药盒上印刷的箭头，都是为了促进规律服药。因此，"吃吃停停"不可取，规律用药才是王道！

供稿　张　凤

插图　张　凤

梅毒、淋病用药真相

专家导读

　　长期以来,梅毒和淋病这两种性病一直困扰着人类。历史上,人们尝试过许多治疗方法,效果都不甚理想,在抗菌药物问世后,其治疗终于取得了突破性进展,目前梅毒和淋病都可防可治。下文介绍了梅毒和淋病的流行病学特点、临床表现、药物治疗以及预防措施,较详细介绍了梅毒的青霉素治疗和淋病的头孢曲松治疗,还介绍了药物治疗过程中抗菌药物合理使用的相关知识,特别是妊娠期用药的特殊性和限制因素,以及细菌耐药问题等。

(导读专家:林观样)

　　提起性病,不免让人心中咯噔一下。梅毒和淋病是二级性病,梅毒更曾经席卷欧亚大陆。

　　部分性传播疾病会危害腹中胎儿,如梅毒、淋病等。那么,这类性病能治愈吗? 患者还能孕育健康的宝宝吗?

　　一般来说,通过规范用药,答案都是肯定的。下面我们一起来认清这些疾病的病原体对人类尤其女性自身和胎儿的影响,并了解有效的药物治疗方法吧。

关于梅毒

　　梅毒听着像病毒,其实不然,它是由苍白螺旋体引发的一种慢性传染病,可进展数十年之久。早期梅毒患者症状相对较轻,常表现于皮肤和黏膜,比如硬下疳、全身皮疹等,多数能自愈;晚期梅毒来势汹汹,并会攻击骨骼、心血管、内脏和神经系统等,威胁患者生命。除主要的性接触传播外,梅毒也能通过母婴传播带给宝宝。妊娠第2周起,苍白螺旋体就开始感染胎儿,可能导致流产;其还能通过胎盘侵染胎儿器官,引发早产或死胎。未经治疗的孕妇即便成功分娩,也很难避免胎传梅毒和新生儿死亡的发生。

在历经与人类长达400年的"缠斗"后,梅毒终因青霉素而败下阵来。青霉素的出现使得对梅毒的治疗变得高效,为人类带来了曙光。

苍白螺旋体虽然顽劣,但对青霉素非常敏感,在青霉素低浓度下就能被干掉。但考虑到苍白螺旋体的增殖周期较长,所以一般使用长效青霉素(如苄星青霉素),这同时还能预防和阻止胎儿感染,是梅毒治疗的标准药物。对于一、二期梅毒,建议采用苄星青霉素240万单位,分别注射到两侧臀部肌肉,每周1次,连续2周。而对于三期梅毒,由于病原体增殖耗时更久,所以需要延长治疗时间——连续3周用药;妊娠合并梅毒也可采用本方案,并观察是否有复发。妊娠期梅毒患者如果没有采取这种规范治疗,就应立即给予新生儿青霉素预防性治疗并监测随访。目前,通过青霉素尽早规范足量治疗,阻断苍白螺旋体增殖,大多女性可以获得健康宝宝。

关于淋病

淋病实际上是由淋病奈瑟球菌引起的泌尿生殖系统感染,其主要通过性接触传播,而接触带有淋病奈瑟球菌的分泌物也可能感染,因此其会波及眼睛、咽喉和直肠等。淋病传染性强,男女病症差异大。男性淋病患者尿道会分泌像沙拉酱一样的液体;而女性淋病早期除阴道的脓性分泌物外,60%以上的患者无任何异常,这就需要我们多关注。如果不及时治疗,可能上行发展成盆腔炎,阻塞输卵管引发不育,或影响受精卵向子宫的正常运送而导致异位妊娠(俗称"宫外孕")。患者怀孕时,不仅易引发流产,而且孕中晚期淋球菌侵入宫腔,还会造成早产,并通过产道感染宝宝,导致新生儿淋球菌性眼结膜炎、败血症等。及早用药可以减少隐患发生,为母婴安全再添一重保障。

目前,头孢曲松是治疗淋病的首选药物。患者在没有并发症时,一般通过单次肌内注射或静脉给药0.5克头孢曲松就能达到良好的治愈效果,该方案同样适用于妊娠期女性。但如果治疗失败，就要增加头孢曲松单次剂量至1～2克，连用3天。而对淋菌性盆腔炎，就淋球菌病原体而言，需延长头孢曲松疗程至14天，必要时联合应用其他抗菌药物（多西环素、甲硝唑、阿奇霉素等）一同治疗，以助于痊愈。但对于妊娠期女性，在药物选择时，要遵循妊娠期用药原则。

由此可见，梅毒和淋病并没有那么可怕，它们虽然诡计多端，还侵害胎儿和婴儿，但通过规范的抗菌药物治疗可以消除大部分威胁。如果备孕的患病女性能在孕前尽早用药痊愈，那么通常不会给未来的宝宝造成影响。如果因为对病症的疏忽而错过最佳的治疗时机，或者在临床上出现其他问题，那么怀孕时治疗就会受到诸多影响。

妊娠期用药的特殊性和限制

此外，妊娠期用药也有其特殊性和限制性。梅毒的首选治疗药物青霉素是一种易引起过敏反应的抗菌药物；而对于青霉素过敏的梅毒患者，替代药物多西环素又禁用于孕期女性。在确保不耐药时，可用红霉素替代治疗，但红霉素无法阻断病原体的母婴传播。淋病在女性怀孕时若发展为盆腔炎，往往腹痛难忍，且无法联合孕期禁用的其他药物，如四环素类及妊娠前3个月避免使用的甲硝唑，从而使治疗难度大大增加。

耐药问题

另外，还有一个问题是耐药。耐药对淋病等性病治疗构成了挑战，从青霉素类、氟喹诺酮类、大环内酯类到头孢菌素类，都遭受了不同程度的挫败，全球范围内也陆续有联合用药难以治疗淋病的报道，梅毒也不例外。病原体一旦产生耐药性，加上超级细菌显著增多，会给性病患者尤其是孕期女性的用药选择带来更多困扰。抗菌药物虽强大但并不是"神药"，它披荆斩棘却险象环生，面对耐药的问题，仍然需要我们加强科学用药和科研创新。

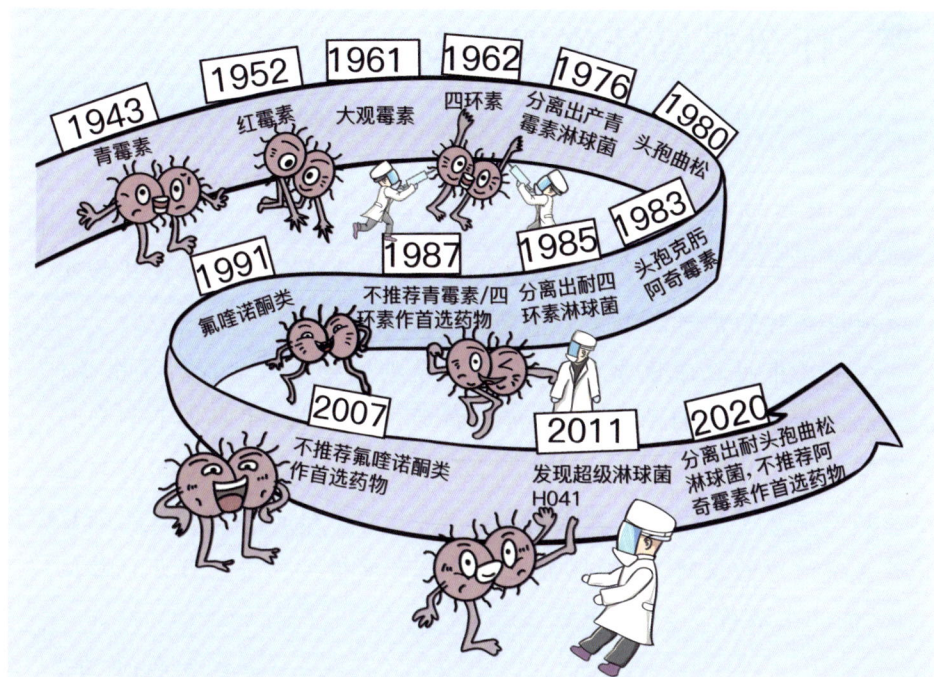

大众对性病的固有看法，使非性病者谈性色变、避犹不及，而轻松被治愈的人们却又不以为然、重蹈覆辙。另外，尽管治疗梅毒和淋病的首选药物在孕期是安全的，但药物的应用还面临各种各样的评估和限制。因此，女性朋友尤其在育龄阶段要及早认清性病，不要疏漏早期的轻微症状，了解科学的药物治疗手段和母婴阻断措施，这对自身和下一代的生命与健康都至关重要。最后，及早规范地用药确实可以挽回一部分局面；而理智清醒，约束性伴，洁身自好，一定比药物更有效。

供稿　方蔚青

插画　姚书艺

怀孕妈妈牙疼怎么办？

专家导读

　　妊娠期激素水平变化易诱发口腔疾病，许多孕妇因担忧药物及放射检查对胎儿产生不良影响而选择忍耐。

　　下文根据权威医学指南，阐明了孕期进行牙科治疗的安全性，详细解析了适宜的治疗时机、可选择的治疗药物，并阐明了孕期拍摄X线牙片对胎儿的影响。此外，还总结了备孕期和孕期预防口腔疾病的注意事项。通过此篇科普文章，有助于纠正孕妇对妊娠期口腔疾病治疗的误解，鼓励她们适时采取有效措施以维护自身口腔健康，提升生活质量。

（导读专家：黄萍）

　　妊娠期由于激素水平大幅变化，尤其是孕酮水平增高，可使牙龈毛细血管扩张、增生、瘀血，炎症细胞和渗出增加，牙周局部的酶活性升高，牙周组织对微生物菌斑的易感性增加，妊娠性牙龈炎的表现加剧；此外，早孕反应引起的孕期呕吐会使胃酸破坏牙釉质，从而导致妊娠期口腔疾病高发。大约30%的孕妇会面临口腔疾病的困扰，如急性冠周炎、牙髓炎、根尖周炎、严重妊娠期牙龈炎等，临床表现有红肿疼痛、张口受限，以及进食和说话困难等。

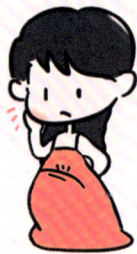

　　考虑到口腔治疗，尤其是X线检查、治疗药物（包括镇痛消炎药、局部麻醉药等）及治疗阶段的不确定性，许多孕妇不愿接受治疗，一忍再忍。目前，相关研究显示，孕妇使用局部麻醉药进行常规牙科治疗不会增加孕妇和胎儿的并发症发生率。美国妇产科医师协会和美国儿科学会强烈建议孕妇在发生口腔疾病时接受牙科治疗。

治疗时机的选择：孕中期（孕 13~27 周）是孕期相对稳定的时段，也是治疗风险相对较低的阶段。若急性症状发生在孕早期（孕 13 周前）或孕晚期（孕 28 周至分娩），则可结合孕妇的情况进行紧急处理。

局部麻醉药：包括利多卡因及阿替卡因肾上腺素。研究显示，在妊娠期进行局部麻醉的牙科治疗，未发现主要出生缺陷的发生率增加。药物对胎儿影响的严重程度是由药物通过胎盘的量决定的，而局部麻醉药进入全身血液循环的量非常少。

头孢菌素类：口腔中的细菌主要为需氧菌和厌氧菌，抗菌药物的经验性选择需覆盖最普遍的口腔菌群。首选药物为青霉素类和第一、二代头孢菌素（复合酶抑制剂阿莫西林克拉维酸除外）。如对青霉素过敏，则可选用红霉素。

甲硝唑：现有研究表明，孕期使用甲硝唑并不会增加胎儿畸形或机体细胞突变的风险，但说明书提示其在孕期禁用，因此一般不用，必要时选择甲硝唑漱口液外用。对于严重的口腔感染、脓肿，医生可在充分权衡利弊的情况下使用青霉素类或头孢菌素类加甲硝唑治疗。

镇痛药：首先推荐对乙酰氨基酚，必要时短期使用，避免规律长期使用。

杀牙神经药物：如多聚甲醛干髓液，能干化牙髓，使残髓易取出。多聚甲醛干髓液刺激性小，且能局限于根髓而不超出根尖孔，进入血液的量很少。

X 线片：拍摄牙片所接收的辐射剂量远低于安全阈值。当孕妇必须接受 X 线拍摄时，应穿防护服——腹部围上"铅橡皮围裙"，以防放射线危害孕妇和胎儿。在做好安全防护的条件下，X 线检查对胎儿的影响微不足道。

因此，建议备孕期妇女在孕前进行口腔检查，治疗原有的口腔疾病，改变不良的饮食习惯和口腔卫生习惯。在孕期，应注意日常的口腔卫生，做好口腔清洁，掌握正确的刷牙方法，日常使用牙线清洁，加强进餐后的口腔卫生维护。当遇到疾病急性发作时，应立即寻求专科医生的帮助，选择合适的药物，避免病情进展。

供稿 吴 凡

插画 吴 凡

合理使用哮喘治疗药物，让生活更美好

专家导读

　　哮喘是一种慢性病，如果没有规范治疗，可能严重影响生活质量。下文对控制和缓解哮喘的药物进行了分类，详细介绍了常见的吸入给药装置以及使用方法，并提出了合理使用哮喘药的三个重要原则，向大众强调了哮喘慢病管理和用药依从性的重要性。结合最新的哮喘诊疗指南，通过通俗易懂的科普文章及时向大众宣传，也是新时期药师需要持续努力去做的要紧事。

（导读专家：周权）

　　随着气温降低，哮喘也迎来了高发季节。哮喘作为一种常见的慢性呼吸系统疾病，主要由气道炎症引发。其致病因素包括环境（如药物、过敏原）和遗传两个方面，主要症状有喘息、咳嗽、胸闷和呼吸困难等，会对人们的生活和工作产生诸多不良影响，严重时甚至危及生命。因此，控制哮喘发作十分重要。而哮喘治疗药物如果不合理使用，不仅不能控制病情，还会产生各种副作用，增加对患者的伤害。那么，如何合理用药呢？让我们细细道来。

选择合适的药物

　　哮喘治疗药物大致可分为控制药物和缓解药物两种。

　　1.控制药物的作用是预防哮喘发作，控制长期慢性炎症，防止气道结构变化而引起相对不可逆的气道狭窄。控制药物需要每日使用。这类药物有吸入性糖皮质激素、白三烯调节剂[①]、长效吸入性 β_2 受体激动

———————————
①白三烯调节剂包括半胱氨酰白三烯受体拮抗剂和5-脂氧化酶抑制剂，是一类新的治疗哮喘药物。目前在国内应用的主要是半胱氨酰白三烯受体拮抗剂，包括扎鲁司特、孟鲁司特和异丁司特等。

剂[1]、全身性激素、缓释茶碱、甲磺胺司特、色甘酸类等。根据患者的病情可单独或联合使用。

2.缓解药物的作用是控制哮喘的发作,其通常起效快速,通过解除支气管痉挛来缓解哮喘症状。该类药物有短效 $β_2$ 受体激动剂、吸入性抗胆碱能药物[2]、全身用糖皮质激素、短效茶碱等。

选择合适的药物装置

哮喘治疗药物的使用除常规的口服和注射用药外,还有吸入给药。吸入药物治疗作为哮喘综合治疗的重要组成部分,相比于全身给药,具有局部抗炎作用强、剂量小、全身不良反应少等优点。然而,若吸入用药方法错误,则哮喘症状往往控制不佳,因此选择合适的吸入装置和正确的使用方法是至关重要的。常见的吸入装置有压力定量气雾吸入器[3]、干粉吸入器[4]、雾化器、储雾罐等。

1.压力定量气雾吸入器

压力定量气雾吸入器携带便捷、作用快、保养简单、给药量固定,是目前临床应用最广泛的一种吸入装置。但该吸入器对手口调节能力要求高,不能提示剩余药量且其所含推进剂对咽喉有刺激作用,因此不宜用于幼龄儿童和老年人。

使用方法:打开咬嘴的盖子,充分上下振摇气雾剂,使药液混合均匀。然后,患者彻底对外呼气,保持药品咬嘴在下的垂直位,紧紧含住咬嘴,避

---

[1] $β_2$ 受体激动剂是一类能够激动分布在气道平滑肌上的 $β_2$ 受体,起到支气管扩张作用的哮喘治疗药物。长效药物如沙美特罗和福莫特罗等,短效药物如沙丁胺醇和特布他林等。

[2] 吸入性抗胆碱能药物指抗 M 胆碱受体药物,在进入人体后可有效地抑制腺体分泌,阻止炎症因子与受体结合,从而达到减少气道内黏液和减轻气道高反应的目的,主要包括噻托溴铵喷雾剂、吸入用异丙托溴铵溶液等。

[3] 压力定量气雾吸入器由药物、推进剂、表面活性物质(或润滑剂)三个部分组成。使用这种装置的气雾剂有万托林气雾剂、喘康速气雾剂、爱全乐气雾剂、必可酮气雾剂、辅舒酮气雾剂、普米克气雾剂等。

[4] 干粉吸入器内含药物粉剂,不含抛射剂,它利用患者的吸气气流带动药粉进入气道内,沉积于下呼吸道的药物占 10%～30%,略高于定量气雾吸入器,适用于能够配合吸气的患者,一般用于 4 岁以上的患者。

免出现间隙,在开始深吸气时迅速按下药罐释放药物,缓慢吸气。移开药罐后,患者尽可能屏息5秒以上。

2.储雾罐

储雾罐作为辅助用具,可以使药液悬浮30秒,降低对压力定量气雾吸入器的吸入技术要求,同时可以减轻推进剂对气道的刺激,使更多药物进入患者肺部。但其携带不便、成本较高。

使用方法:将摇匀后的压力定量气雾吸入器喷嘴插入储雾罐,口含储雾罐吸嘴,泵入药液后深慢呼吸2～3次。每次吸入后屏息5秒。

3.干粉吸入器

干粉吸入器具有携带方便、操作容易、使用快捷、对咽喉刺激小等优点。单剂量装置可以重复使用,多剂量装置的装药量更多,但使用后不能重复使用。

单剂量的使用方法:打开防尘帽和吸嘴,从泡罩包装中取出一粒胶囊(用前取出),放于中央室,合上吸嘴,直至听到"咔嗒"声,保持防尘帽打开,按下绿色按钮一次后松开,完全呼气后用嘴唇紧紧含住吸嘴,保持头部垂直,缓慢平稳深吸气,可以听到胶囊振动。

多剂量的使用方法:拧开并取下盖子,使吸入器直立,保持吸口向上,向某一方向旋转旋柄直至不能转动,再向反方向旋转到底,听到"咔嗒"声,说明装药成功。患者远离吸入器吸口,尽量深呼气将吸口放入上下齿之间,双唇包紧吸口,但不要用力咬吸口,用力深长吸气,将吸入器移开,吸气过程中药瓶水平放置,同时屏气5秒,然后呼气。吸入药物后必须漱口。

4.雾化器

雾化器是所有吸入装置中对患者配合度要求最低的一种装置,可以平静呼吸地吸药,药液不含刺激物,适用于5岁以下的儿童;但其成本较高、操作复杂、携带不便、易污染、需要高压气流作为动力、治疗时间较长。雾化器使用时,尽量选择口含式咬嘴或贴合面部的面罩,以减少药液漏出;吸入时尽量坐正。

合理使用

1.避免过量使用

使用哮喘治疗药物时,要避免过量使用。过量使用不仅不能加强疗效,还会加重病情。即使是缓解药物,也应该按照说明书或医嘱用药,而不是大剂量使用。

2.正确使用药物装置

正确使用吸入装置才能使药物到达起效部位而发挥作用;而错误使用除浪费药量造成经济损失外,还会使药物黏附在口腔,引起不良反应。装置的使用学习可以通过医院互联网平台,或咨询医生和药师。患者因个人情况不能适应装置的,要及时向医生反映,以便更换药物。

3.坚持用药

哮喘作为一种慢性疾病,目前还没有可以根治的药物。患者在确诊后要及时治疗,坚持用药。尤其是接触高危因素或环境,必须提前使用控制药物3~4个月。待病情缓解后,患者可以通过医生诊断减少药量或停药,切勿擅自调整药量。

除药物治疗外,合理、健康的生活习惯也是必不可少的。均衡饮食、注意保暖、适量运动、戒烟戒酒、远离致敏原、记录哮喘日,都能减少哮喘发作,保持正常的生活。

供稿　杨璐宇

幽门螺杆菌杀菌失败，药用对了吗？

专家导读

　　幽门螺杆菌(Helicobacter pylori,HP)是一种细菌,从口腔进入人体后定植于胃内,机体难以自发清除,从而造成持久或终身感染,可引起多种胃内及胃外疾病。幽门螺杆菌感染是胃癌的主要危险因素,已被列为人类胃癌的Ⅰ类致癌因子,可显著增加胃癌的发生风险(3～6倍)。确诊幽门螺杆菌感染的患者应在专科医生的指导下进行规范治疗,根除幽门螺杆菌感染可以使胃癌的发生风险降低54%。下文围绕患者治疗用药的依从性进行阐述,主要包括采用四联疗法、足剂量足疗程治疗、戒烟禁酒以及辅助治疗等。

(导读专家:周华)

　　您有没有这样的经历:时常感到胃痛、消化不良、反酸、烧心、腹胀、嗳气等;在医院的检验报告单上看到幽门螺杆菌阳性;七七八八配了一堆药,一顿操作猛如虎后,却遗憾地被告知杀菌失败?

　　幽门螺杆菌——可怕的"超级细菌",已经正式被列为一类致癌物。幽门螺杆菌感染者罹患胃恶性肿瘤的风险比未感染者要高很多倍。此外,幽门螺杆菌感染还是慢性活动性胃炎、消化性溃疡的主要病因。它就像胃内的一颗"定时炸弹",随时有"引爆"的可能。

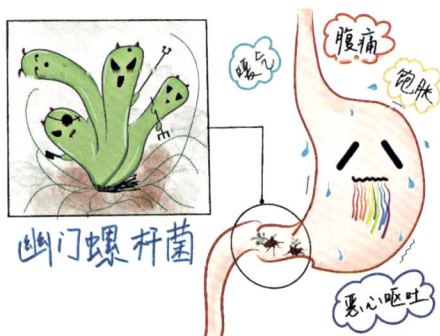

幽门螺杆菌

　　我国《第五次全国幽门螺杆菌感染处理共识报告》推荐将四联疗法作为根除幽门螺杆菌感染的经验性治疗方案。

何为四联疗法？

四联疗法：2种抗菌药物＋1种质子泵抑制剂＋1种铋剂。

质子泵抑制剂：可以抑制胃酸分泌，为抗菌药物杀菌营造适宜的环境。常用的药物有兰索拉唑、奥美拉唑、泮托拉唑等。

抗菌药物：可以杀灭幽门螺杆菌。根据患者对青霉素是否过敏和是否存在大环内酯类药物耐药情况，选择不同的抗菌药物。常用的6种抗菌药物中，阿莫西林、呋喃唑酮、四环素的耐药性相对较低；克拉霉素、甲硝唑、左氧氟沙星的耐药性相对较高。因此，建议在阿莫西林、四环素、呋喃唑酮中至少选择一种。另外，左氧氟沙星有较高的耐药性，不建议作为一线用药和首次杀菌用药。

铋剂：胃黏膜保护剂。铋剂可以增加胃黏膜的血流量，还可以在胃黏膜上形成保护层，有辅助杀菌的作用。常用的药物有果胶铋、次碳酸铋、铝碳酸镁、枸橼酸铋钾等。

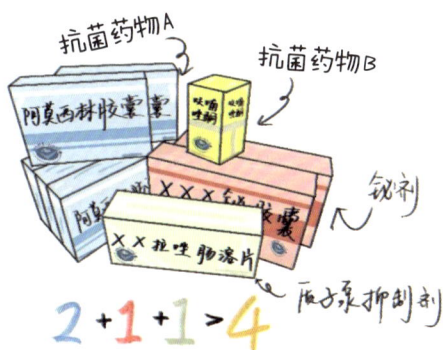

四联疗法的疗程为10～14天，根治率可达90%。那么，为什么仍然有一部分患者治疗失败呢？我们发现，在治疗过程中，患者的用药依从性至关重要。以下几大用药错误，大家有中招的吗？

易中招的几大用药错误

用药错误一：检查前未停药

幽门螺杆菌常见的检验方法中，除粪便检验外，其他均需空腹。以碳13/碳14呼气试验为例，需要在检验当日空腹3小时以上。如果在检验前进食、饮水，就会影响检验的准确性，出现假阳性或假阴性的结果。

另外，如果患者此前正在服用四联疗法中的任何一种药物，那么需要停药一段时间再进行检验，其中质子泵抑制剂和铋剂需停药2周以上，抗菌药物需停药4周以上,否则易出现假阴性结果而导致治疗延误或失败。

同理,疗程完成后,需在服药结束后间隔4周以上复查;需要再次治疗的患者也不宜立即进行治疗,而应间隔3~6个月,以使细菌恢复对抗菌药物的敏感性。

用药错误二:没有选用铋剂

2015年,我国公布了幽门螺杆菌治疗指南,推荐使用含有铋剂的四联疗法,但是仍有一部分患者在使用不含铋剂的三联疗法。另外,有些患者服用铋剂后发现口腔内有氨味(尿液放久的气味),且舌苔和大便变成灰黑色,便自行停止服用铋剂而导致治疗效果不佳。研究显示,铋剂主要针对幽门螺杆菌耐药菌株,可使幽门螺杆菌根除率额外增高30%~40%,而且铋剂不耐药,短期使用安全性高。因此,如果患者无铋剂使用禁忌,就应该选择四联疗法。

用药错误三:服药疗程错误

四联疗法要求的疗程是10~14天;少于10天则可能不能完全根除幽门螺杆菌,多于14天则可能增加耐药性。部分患者幽门螺杆菌根除失败可能是因为忘服药或随意增减用药次数,如有的患者只服用了1周时间。因此,建议尽量足疗程服药,不可随意停药,或延长、缩短服药时间。

用药错误四:用药时间混乱

有些患者不知道四联疗法的4种药物需要分开服用,往往将4种药物一起服用;有些患者则不知道怎么掌握餐前餐后服用时间,从而导致治疗效果不佳。拉唑类药物和铋剂是每天分2次服用,一般在早餐和晚餐的餐前30分钟服用;2种抗菌药物的用药频次则根据具体药物而定,一般在餐后1小时服用。而四环素需要在餐后2小时服用,服用时应足量饮水。

用药错误五:用药剂量不对

根除方案的几种药物剂量比平时大,有些患者会混淆剂量与片数的概念,加上换算不清,可能发生不能足剂量服用的情况。另外,不同药厂的药品规格往往不同,有些患者则按互联网推荐的几粒几片服用,未按照药品的具体规格服用,而导致药物剂量不足或过量。

用药错误六:没有戒烟禁酒

治疗期间应禁酒、戒烟。吸烟可导致胃黏膜血流量减少,刺激胃酸分泌,降低抗菌药物的疗效。另外,乙醇与治疗药物可能产生双硫仑样反应。因此,在服药期间(包括停药后7天内)禁止饮酒及进食含乙醇的食物。

用药错误七:同时服用其他不必要的药物和食物

治疗期间建议暂停服用其他无关药物和食物,包括糖浆剂、酊剂及人参蜂王浆等滋补品。某些药物混用会导致未知的副作用,或者影响四联疗法的效果。服用克拉霉素期间,不能食用葡萄柚及葡萄柚汁饮料;服用四环素时不可同时饮用牛奶。

用药错误八:益生菌和中药与其他药物同时服用

在应用四联疗法的同时,服用益生菌和某些改善症状、清热解毒的中药,可减少四联疗法多种不良反应的发生,有助于提高幽门螺杆菌的根除率;但益生菌和中药不可与抗菌药物和铋剂同时服用,最少应间隔3小时。

良好的生活习惯很重要

大多数幽门螺杆菌感染是病从口入,因此大家一定要养成良好的生活习惯。

1.注意个人卫生,勤洗手,勤刷牙,减少口腔中的细菌,并及时更换牙具。

2.注意食物卫生,蔬菜、水果要清洗干净,肉类要熟透后再吃,餐具要定期消毒和更换。

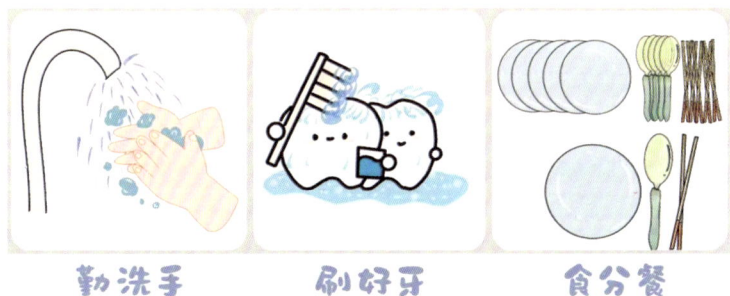

勤洗手　　刷好牙　　食分餐

3.严禁家长把嚼碎或者舔过的食物喂给宝宝。

4.切勿随意亲吻宝宝。

5.家里若有人感染了幽门螺旋杆菌,建议采取分餐制度,感染者的饭菜、碗筷都要与其他人分开。

6.二次治疗一定要在医生的指导下进行。

供稿 王丹音

插画 顾彬鑫

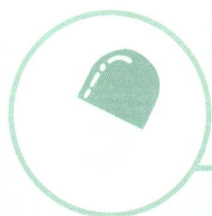

第三部分　儿童用药

藏在学习困难门诊里的"注意缺陷多动障碍"

专家导读

　　在儿童医院的学习困难门诊，常见家长对孩子学习成绩不满意和忽视孩子潜在的注意力不集中问题的情况，其中暗藏"注意缺陷多动障碍"（attention deficit and hyperative disorder，ADHD，简称多动症）问题。

　　下文详细介绍了注意缺陷多动障碍的定义和临床表现，并指出许多被诊断为学习困难的孩子实际上是患注意缺陷多动障碍。注意缺陷多动障碍患儿不仅表现为注意力缺陷，而且通常伴有冲动和多动等症状。下文还介绍了注意缺陷多动障碍的治疗方法，包括药物治疗和非药物干预，强调专科医生在治疗计划制订中的重要性，以及家长在治疗过程中的重要角色。此外，还回答了关于注意缺陷多动障碍的常见问题，如注意缺陷多动障碍患儿的智力、学习困难与注意缺陷多动障碍的关系，以及患儿是否需要终身服药等。通过这些问题的解答，帮助读者全面了解和正确对待注意缺陷多动障碍。

（导读专家：黄萍）

　　在儿童医院学习困难门诊，往往会遇到两种情况：一是家长对孩子的学习成绩不满意；二是孩子从小注意力不集中和（或）多动、冲动。

　　据调查，大多数被诊断为"学习困难"的孩子患有注意缺陷多动障碍。这些孩子因为神经发育不完善，难以集中自己的注意力，学习时易分心、发呆、畏难，进而影响学习成绩。那么，何为注意缺陷多动障碍？

　　注意缺陷多动障碍俗称多动症，是一种常见的慢性神经发育障碍。该病起病于童年期，影响可延续至成年，主要特征是与发育水平不相称的注意缺陷和（或）多动、冲动。据统计，我国儿童注意缺陷多动障碍的患病率为6.26%，约有2300万人。由于人们对其认识不足，所以就诊率仅在10%左右，这提示家长、医务人员及整个社会应引起重视。

注意缺陷的临床表现：专注细节部分困难，易犯粗心大意错误（作业）；很难保持注意力集中（如听课、长时间阅读、谈话等）；日常生活中健忘；不愿意做或回避需要持续动脑的任务等。

冲动的临床表现：很难耐心排队或等待；问题没问完就抢着回答；打断或干扰别人等。

多动的临床表现：坐立不安；在不适宜的场所跑来跑去；手脚不停；说话过多等。

注意缺陷多动障碍的治疗

注意缺陷多动障碍的治疗包括药物治疗和非药物干预。对于6周岁及以上的儿童，首选药物治疗；对于不足6周岁的儿童，首选非药物干预。目前，药物与非药物联合治疗被认为是一种有效的治疗方案。

1.药物治疗

药物治疗可显著改善注意缺陷多动障碍患儿的核心症状。目前，国内的一线治疗用药有中枢兴奋药（哌甲酯类）和非中枢兴奋药（托莫西汀）。

中枢兴奋药：哌甲酯类药物。其起效期较快，8～12小时起效。从小剂量开始使用，逐渐增加到合适的剂量。

非中枢兴奋药：托莫西汀。其起效期相对较慢，服药2～6周逐渐起效。从小剂量开始使用，逐渐增加到合适的剂量。

注意与提醒：需要由专科医生针对患儿个体情况制订长期治疗计划，用药不规律或不规范可能引起不良反应等。若患儿症状较轻，可以耐受，则继续用药；若患儿出现严重的不良反应，则应找医生及时调整方案。

2.非药物干预

对于注意缺陷多动障碍，非药物干预与药物治疗同样重要，其可有效改善注意缺陷多动障碍相关损害。非药物干预适用于轻症注意缺陷多动障碍，或与药物联合用于治疗注意缺陷多动障碍。非药物干预主要通过家长培训、行为训练实施,具体包括心理教育、心理行为治疗、特殊教育、功能训练等。

常见疑虑问与答

注意缺陷多动障碍患儿及家长还会有各种疑虑。

问题一:注意缺陷多动障碍患儿的智商比正常孩子低吗?

答:注意缺陷多动障碍患儿的智商水平其实并不低,有些甚至还非常高。其学习不好的主要原因是注意力不集中。及早发现,通过药物治疗与非药物干预方法,可以帮助孩子提高注意力,将潜力发挥到最大。

问题二:学习困难是不是就是患了注意缺陷多动障碍?

答:注意缺陷多动障碍的诊断需要结合大量专业检查、量表评估,以及家长和老师的配合。注意缺陷多动障碍患儿在注意力方面存在缺陷,可能存在学习困难的情况,但这两者并不等同。孩子学习困难也可能是由生理、发育、压力过大、环境等导致的。要尊重、信任孩子,积极倾听孩子的心声,关注其内心感受;同时,可以帮助孩子做好时间管理,有组织、有计划地按时完成学业,如制定作息表、设置学习时间等,从而走出学习困难的境地。

问题三:在注意缺陷多动障碍患儿家庭中,家长扮演什么角色?

答:家长也是注意缺陷多动障碍的治疗师。注意缺陷多动障碍需要家庭、学校、医生联合治疗,除在专业医疗机构进行心理治疗、认知训练、物理治疗等外,家长训练的环节也十分重要。家长主要做好以下三个方面:①陪伴注意缺陷多动障碍患儿进行有氧运动,如游泳、跳绳、韵律操、球类运动等,督促孩子进行感觉统合训练、正念练习,使其更好地将注意力集中在某事物上。②保持家庭正面情绪,避免出现或减少心烦急躁、气愤等负面情绪,以免注意缺陷多动障碍症状反复。③保证孩子饮食均衡、营养。

问题四:注意缺陷多动障碍患儿一旦服药,需要终生服药吗?节假日可以停药吗?

答:注意缺陷多动障碍的治疗周期一般较长,在治疗过程中,对于症状明显改善并且病情稳定的患儿，医生综合评估后可以考虑停药监测、随访。注意缺陷多动障碍的治疗要保证连续性，不建议节假日自行停药。学习困难仅仅是注意缺陷多动障碍患儿的临床表现之一，坚持服用药物，以控制其他主要症状，减少注意缺陷多动障碍反复发作，缩短疗程。

供稿 蒋莹莹

"增高神器"的秘密

专家导读

　　儿童生长发育与健康密切相关。针对家长的关切，下文图文并茂地介绍了什么是生长激素，以及生长激素使用的适应证，并向家长传达了关于生长激素的合理用药理念。另外，合理膳食、适当运动、充足睡眠及乐观的心态，对孩子增高也大有帮助。为了让家长们对这个热点话题有更全面的认识，文章还适当引用了最新的诊疗指南，并简要描述了生长激素不合理使用的风险和弊端。

（导读专家：周权）

　　孩子的身高是父母特别关心的一件事情，医院的生长发育门诊常挤满忧心忡忡的家长，甚至有些父母无论孩子发育是否正常，都想注射生长激素"拔苗助长"。那么，传说中的"增高神器"到底是什么？它真的管用吗？

生长激素是什么？

　　生长激素是由人体垂体前叶分泌的一种蛋白质激素，在人的生长发育过程中起着关键作用。它能刺激骨和软骨细胞的生长与分化，同时调节蛋白质、糖及脂肪代谢，从而促进骨骼、肌肉、器官的生长发育，以及促进孩子增高。

　　人们常说的"增高神器"，实际上就是基因重组人生长激素，是利用基因技术在体外合成的，其结构与人体垂体前叶分泌的生长激素完全相同，主要用于生长激素缺乏者的补充或替代治疗。国内可供选择的生长激素主要分为短效和长效两种，短效生长激素有注射液、冻干粉针剂。

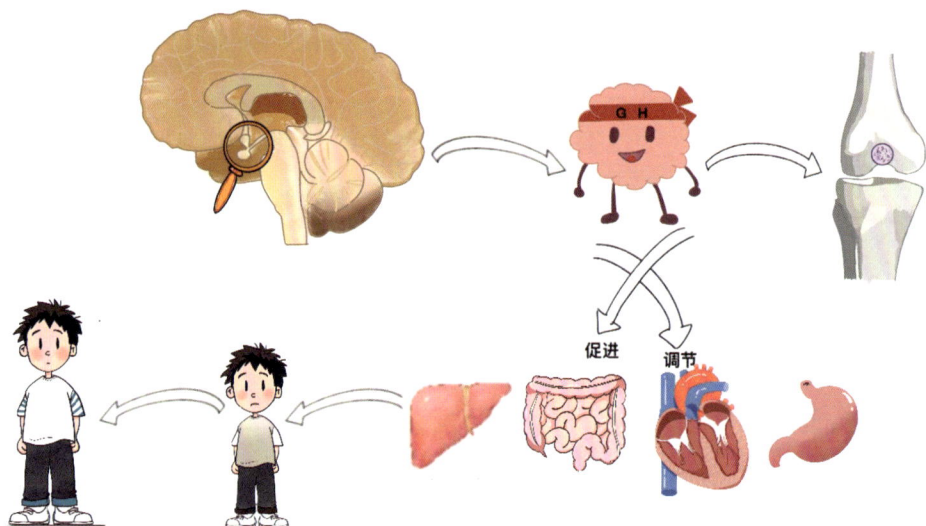

目前，国内儿科常见的可用生长激素治疗的内分泌系统遗传病主要有生长激素缺乏症、特发性矮身材、小于胎龄儿、Turner综合征、Prader-Willi综合征和Noonan综合征等。疾病不同，治疗方案也会有所不同，并不是孩子个子矮小就需要注射生长激素，要根据评估结果有针对性地进行治疗。

有一种矮叫作"妈妈觉得你矮"

孩子身高不到班级平均身高就是偏矮吗？孩子一年生长不到6厘米就是偏矮吗？其实，孩子是否偏矮，需要诊断后才能得到结论。

孩子的生长水平可以根据2022年国家卫生健康委发布的《7岁以下儿童生长标准》，采用百分位数法（百分位数$P_3 \sim P_{97}$为正常范围）进行自查。儿童生长迟缓的程度以临界和轻度为主，若身高低于P_3，则需考虑矮小症，应转诊至儿童内分泌科并进一步检查，以排除各种慢性疾病、内分泌系统疾病、遗传病及矮小相关综合征等。如身高超过P_{97}，也需及时转诊，进一步排除性早熟、Klinefelter综合征、Marfan综合征、巨人症等。

在评价儿童生长速度时，我们需要特别注意"定期"和"连续"测量。当2岁以下儿童的生长速度小于7.0厘米/年，2～＜4岁儿童小于5.5厘米/年，4～＜6岁儿童小于5.0厘米/年，6岁至青春期前儿童小于4.0厘米/年，青春期少年小于 6.0 厘米/年时,需要考虑生长缓慢,但临近青春期儿童可存在暂时性生长速度缓慢。

哪些孩子需要生长激素治疗?

一般来说,同时存在以下四个方面情况的儿童可能需要注射生长激素类药物。

1.生长发育迟缓。①身高低于同年龄、同性别正常健康儿童 P_3。②生长速度缓慢,2 岁以下儿童小于 7.0 厘米/年,2～<4 岁儿童小于 5.5 厘米/年,4～<6 岁儿童小于 5.0 厘米/年,6 岁至青春期前儿童小于 4.0 厘米/年,青春期少年小于 6.0 厘米/年。

2.骨龄低于实际年龄 2 岁以上。在正常情况下,骨龄与实际年龄之差应该在 ±1 岁。

3.生长激素缺乏。只有两项生长激素激发试验峰值均低于 10 微克/升,才能诊断为生长激素缺乏。任何一种激发试验都存在假阳性,因此需要选择两种作用方式不同的药物进行试验。

4.血清胰岛素样生长因子 1 水平低于正常。

此外,生长激素的应用还需满足多项指征,如身材匀称,以排除基因导致的侏儒症;智力发育正常,以排除呆小症。完善下丘脑、垂体的影像学检查,以排除先天发育异常或肿瘤。

因此,请不要过度追捧生长激素,别让身高焦虑影响孩子。绝大多数孩子只需要合理膳食、适当运动、充足睡眠,以及保持乐观的心态,就能正

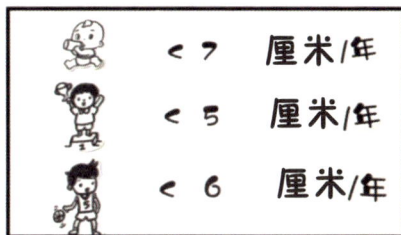

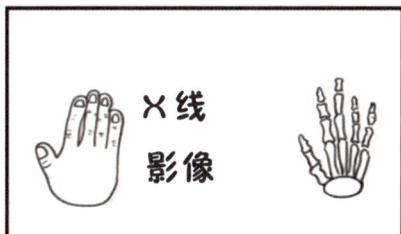

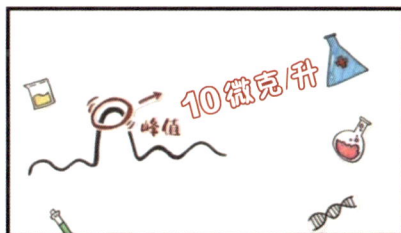

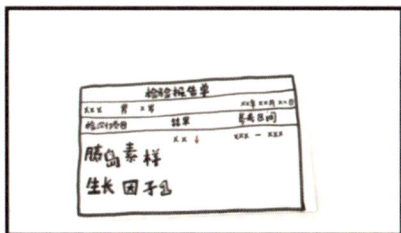

常生长，而不需要使用生长激素。

即使是身高偏矮的孩子，也必须经过严格的检查和评估，在专科医生和药师的指导下用药，并且定期复查，监测治疗效果，注意是否有不良反应发生。

希望小朋友们都能健康成长，快乐长高！

供稿　王依灵

插画　李伊美

儿童服用中药，小心得法

专家导读

传统中医药在儿科的应用日益普及，中医药因其独特的治疗效果而受到很多家长的青睐。人们通常认为中药药性相对温和且副作用小，而基于儿童用药的特殊性，如何保证儿童服用中药的疗效及安全成为大家普遍关心的问题。下文围绕儿童服用中药时的注意事项，重点对适宜人群、用药禁忌、饮食禁忌，以及用药剂量、煎煮方法等进行了阐述，提示儿童要遵医嘱正确服用中药。

（导读专家：周华）

儿童还处于发育阶段，身体各脏器十分娇嫩，且功能尚不完善，体质与成人有明显区别。季节交替、天气变化、卫生不洁等都会导致儿童患病，此时就需要"求医问药"。那么，如何正确用药呢？

中医药是中华民族的瑰宝，并且越来越受到国内外专家学者的关注。近年来，中医药事业稳步发展，人们越来越重视中医药，认为中医药可以有效调理身体、治疗疾病。很多家长青睐中药治疗，因为中药药性相对温和、副作用小。然而，家长对服用中药也会产生一些疑问，如新生儿可以服用中药吗？儿童该怎么服用中药呢？儿童服用中药对身体有损伤吗？下面我们将介绍儿童如何正确服用中药。

新生儿可以服用中药吗？

可以，但是必须在医生的指导下服用中药，不能擅自服用。新生儿的胃容量小，可遵医嘱少量多次服用，如呷服[1]、奶瓶喂服或滴管滴服等。

---

[1] 呷服：缓慢地小口饮用。

儿童中药该如何煎煮？

中药汤剂是治疗儿童疾病的主要剂型，只有掌握正确的煎服方法，才能获得最佳的治疗效果，否则既浪费中药，又影响疗效，甚至延误病情。

儿童服用中药的量比成人少，煎煮时间、次数也与成人不同。煎煮中药应避免浪费，通常煎一次。煎煮时，先用清水浸泡中药材半小时，加水没过中药材2厘米左右，先用武火（大火），煮沸后改用文火（小火）。解表类、清热类中药煎煮10～15分钟，补益类中药煎煮30～40分钟，一般中药煎煮20～30分钟。儿童中药可随用随煎，夏季应放入冰箱冷藏保存，加热服用。

儿童服药剂量该如何把握？

儿童服药剂量与成人不同，通常根据年龄、病情轻重、发病缓急等确定。对于出生1个月内的新生儿和周岁内的婴儿，应严格控制用量。以成人用量折算，新生儿（出生至满月）为成人用量的1/6；婴儿（满月至周岁）为成人用量的1/3～1/2；幼儿（1～6岁）为成人用量的2/3或接近成人用量；学龄儿童（7～12岁）用药量可等同于成人用量。根据儿童病情的不同，服药次数也不同。幼儿新发病或病情较急时，煎药量多，应分几次服用；患慢性疾病时，可减少服药次数，如感冒发热、急性肺炎等，每天可服用4～5次汤剂；若是小儿贫血、厌食等，每天服用2次即可。

儿童如何正确服用中药？

给幼儿喂服中药要有耐心，不能求快，要根据年龄选择合适的喂药方式。对于新生儿，可多次呷服、奶瓶喂服或滴管滴服，服药后竖抱新生儿，轻拍背部，防止呕逆而吐药。对于婴儿，每次喂药时可先喂几口汤药，再喂些食物，交替喂服，以免急服而导致呕吐。幼儿如抗拒服药，可先固定其头、手，然后用小汤匙将药液喂至舌根部，切勿采用捏鼻灌药法，以防药液呛入气管或引起窒息。学龄儿童尽量学会自服，口感苦的可稍加白糖或冰糖送服，但不可加蔗糖，否则会导致疗效大大降低。

服药应与进食间隔一段时间。治疗胃肠道疾病、补益类的中药一般在餐前服用,这样可以使药物快速进入小肠并被消化吸收,服用后不易发生恶心、呕吐,有效增强补益作用。驱虫类中药一般在晨起时服用,空腹状态下服药可有效避免药物与食物混合,确保药物快速吸收,充分发挥药效,有利于驱虫排虫。而消食导滞类中药宜在餐后服用,有利于消化开胃。治疗一般疾病的中药宜温服;小儿发热顿渴、汗出漓漓,或壮热邪实者,中药宜凉服,多饮温水;外感风寒者,中药宜热服,以助发散,充分发挥发汗解表之功效。

哪些中药儿童不宜服用?

小儿属稚阳[①]之体,脏腑未发育完全,脾胃虚弱,苦寒药物可伤其阳气,还会损伤脾胃,直接影响小儿吸收及成长。同时,幼儿也是稚阴[②]之躯,不堪辛热,辛热易伤其体液。慎用大苦、大辛、大寒、大热、攻伐和药性猛烈的药物,如大黄、肉桂、细辛、附子、芒硝、天南星等。

儿童不可滥用滋补品,否则易导致机体阴阳失衡而伤及脏腑。

儿童不可服用有毒中药。小儿脏腑未发育完全,功能尚不完全,部分中药含有鞣质、生物碱等复杂的化学成分,易增加儿童肝脏负担,损伤肝功能,如川乌、商陆、牵牛子等有毒性的中药。

儿童应选用药食两用的中药,如莱菔子、陈皮、乌梅、山楂、山药等。

儿童服药时的饮食禁忌

儿童在服药期间均应忌食生冷、辛热、油腻、腥膻、有刺激性的食物。考虑到儿童的体质,应忌食鱼、虾、牛肉、羊肉等发性的食物,这些食物易导致消化不良,加重病情;忌食油炸、寒凉食物,这是因为小儿脾胃虚弱,这些食物易加重胃肠道负担。服用清热类中药时,不宜同食葱、蒜、胡椒、羊肉、狗肉等热性食物;在服用中药治疗寒证时,禁食生冷食物。

为了确保儿童用药安全,家长们要严格遵医嘱,只有正确服用中药,才能"药到病除"。

---

①稚阳:小儿阳气初生,尚未成熟,体内脏腑功能尚未健全。
②稚阴:体内精血、津液、筋骨、血脉等具有物质性的东西尚未充盈。

儿童服用中药·小·心·得法

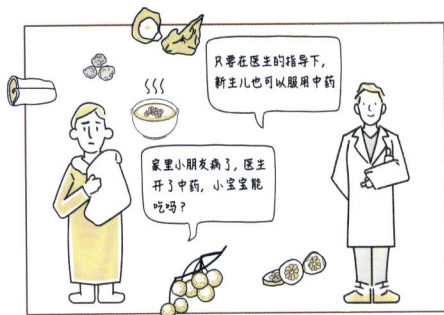

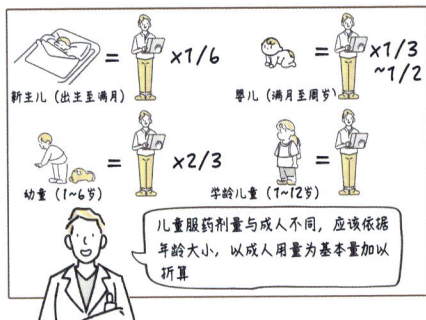

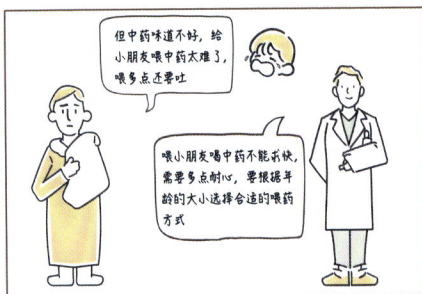

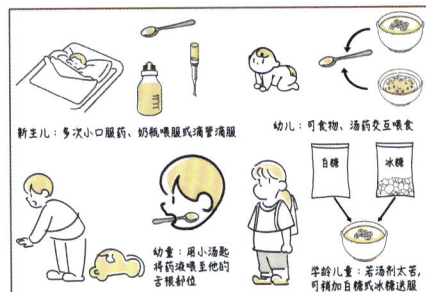

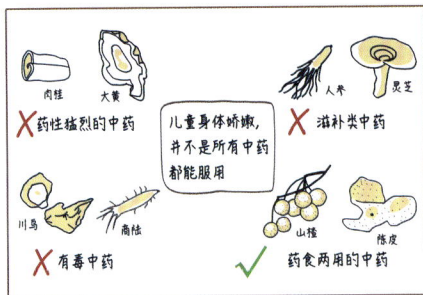

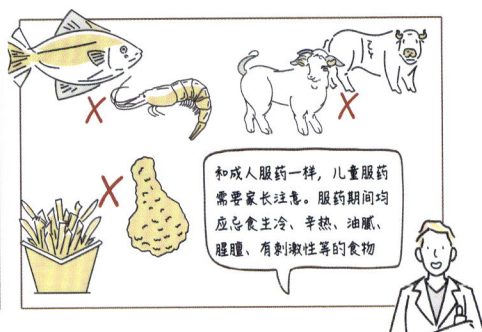

供稿　许梦捷　姚婷婷

插画　吕扬歌

儿童也会患糖尿病吗？

专家导读

在传统观念中，糖尿病是一种"老年病"，很多家长可能因此而忽略儿童糖尿病的发生。其实，糖尿病不是成年人的"专利"，儿童也需要重视糖尿病的防治。根据流行病学数据，近年来儿童糖尿病发病率逐年上升，患儿数已占全部糖尿病患者数的5%，并且每年以近10%的幅度增加。国家卫生健康委、教育部等十四部委联合发布《健康中国行动——糖尿病防治行动实施方案（2024—2030年）》（简称实施方案），将儿童列入重点人群，并明确校园内限制销售含糖饮料并避免售卖高糖、高脂食品，控制肥胖等相关危险因素，提升儿童青少年健康素养。下文从传统糖尿病发病人群误区入手，以问答的形式，结合通俗易懂的语言，对儿童糖尿病的分型、诊断、治疗，以及药品保存和使用、生活指导等进行了系统分析，并对大众不易理解的专业术语进行了解释，帮助大众尤其是家长正确认识儿童糖尿病，通过专业人员的指导，科学防治儿童糖尿病。

（导读专家：赵青威）

说起糖尿病，人们通常会想到中老年人。然而，不仅成年人会患糖尿病，儿童也会患糖尿病（俗称"小糖人"）。儿童糖尿病以1型为主，即胰岛素依赖型糖尿病。而随着生活水平的提高和生活方式的改变，肥胖儿童越来越多，2型糖尿病的发病率也呈增长趋势。

儿童糖尿病如何分型？

1型糖尿病

1型糖尿病（简称T1DM）指患者体内胰岛 β 细胞受到免疫系统攻击，导致机体无法生成足量胰岛素，甚至不分泌，从而造成糖代谢紊乱。其高发年龄一般在 30 岁以下，且起病比较急骤。1型糖尿病患者体内胰岛素绝对不足，需要使用胰岛素治疗才能获得满意效果。

2型糖尿病

2型糖尿病（简称T2DM）指患者体内产生胰岛素的能力并未完全丧失，但胰岛素处于相对缺乏的状态，同时胰岛素受体细胞对胰岛素的敏感性下降，机体利用胰岛素的能力降低。对此，可以通过服用某些口服药物刺激体内胰岛素分泌来治疗 2 型糖尿病，但到后期仍有部分患者需要使用胰岛素治疗。

其他类型糖尿病

21-三体综合征、特纳（Turner）综合征及库欣（Cushing）综合征等患者可合并发生糖尿病，但较少见。

儿童糖尿病如何诊断？

凡符合下述4个条件之一者，即可诊断为糖尿病：

（1）空腹血糖≥7.0毫摩尔/升（mmol/L）。

（2）口服葡萄糖耐量试验后2小时血糖≥11.1mmol/L（按葡萄糖 1.75 克/千克体重，葡萄糖最大量 75 克）。

（3）糖化血红蛋白（HbAlc）≥6.5%（HbAlc测定方法）。

（4）随机血糖≥11.1mmol/L，且伴糖尿病症状、体征。

对于符合上述条件但无症状者，建议在随后的 1 天重复检测以明确诊断。

儿童糖尿病有哪些危害？

儿童糖尿病的危害非常大！高血糖会导致各种即发性症状和长期并

发症。

（1）急性期可能发生低血糖和酮症酸中毒，引起休克、脑水肿、昏迷、抽搐等神经系统损伤。

（2）慢性并发症，如尿毒症、肾功能衰竭、视网膜病变、心功能衰竭，以及周围神经功能受损导致的皮肤感染、溃疡、周围神经病变、行动能力受限、感染截肢等。

儿童糖尿病如何治疗？

儿童、青少年处于快速生长发育阶段。与成人糖尿病患者不同，儿童、青少年生长激素分泌旺盛，可能导致胰岛素抵抗，并使已有的糖代谢紊乱加重。目前，我国批准用于儿童和青少年的降糖药主要有胰岛素类和双胍类两大类。

（1）胰岛素类药物：主要针对葡萄糖、蛋白质和脂肪三大营养物质发挥药理作用，促使血糖水平降低，是治疗儿童糖尿病的主要药物。根据作用时间，该类药物可分为超短效、短效、中效、长效和超长效。门冬胰岛素是一种常用的超短效胰岛素，目前已被美国食品药品监督管理局批准用于2～18岁的儿童和青少年患者。甘精胰岛素、地特胰岛素为常用的超长效胰岛素，也已被批准用于6～17岁的儿童和青少年患者。医生通常会根据患儿病情，单独或联合使用不同作用时间的胰岛素。

（2）双胍类药物：通过减少肝糖输出，促进外周葡萄糖摄取和增加组织对葡萄糖的利用来调节糖代谢。代表药物有二甲双胍。目前，二甲双胍已被批准用于10岁及以上糖尿病患儿和2型糖尿病患者，可单药使用，也可与胰岛素联合使用，可降低2型糖尿病患儿的血糖和体重，改善血脂异常及胰岛素抵抗。该药单独使用不会引起低血糖反应，一般认为比较安全。

降糖药如何储存与保管？

口服类降糖药的储存：大部分降糖药的储存条件为常温（10～30℃），密闭保存。

胰岛素类降糖药的储存：未开封使用的胰岛素应在2～8℃条件下冷藏，密闭避光保存，不可冰冻；已开封使用的胰岛素注射液可在室温（最高25℃）保存4～6周（生物合成人胰岛素及预混胰岛素注射液可保存6周，其他注射液可保存4周），避免光照和受热。使用中的胰岛素笔芯无须冷藏，可以与胰岛素笔一起随身携带，室温下最长保存4周。冷冻后的胰岛素不可使用。

小贴士

儿童糖尿病有两个发病高峰年龄段，分别在4～7岁和10～14岁。儿童糖尿病由于重视度普遍不够，所以往往在发生酮症酸中毒等严重症状后才得以确诊。需要提醒家长，如果发现孩子有多饮、多尿、多食、体重减轻等"三多一少"症状，要及时到内分泌科就诊。

专业术语解释

21-三体综合征，又称先天愚型或唐氏综合征，是人类最早发现且最常见的常染色体病。

特纳（Turner）综合征，又称先天性卵巢发育不全，是一种由于全部或部分体细胞中一条X染色体完全或部分缺失或结构发生改变导致的染色体病。

库欣（Cushing）综合征，又称皮质醇增多症，是由多种因素引起的肾上腺皮质长期分泌过多糖皮质激素所导致的临床症候群，也称内源性库欣综合征。

供稿 毛 晴

给个补剂，"骨力""骨力"

专家导读

钙是儿童生长发育所必需的营养素之一，也是人体内含量最丰富的矿物质。儿童时期缺钙，不仅影响生长发育，还可能影响成年后的骨骼健康。下文围绕"补钙"这一家长关注的热点问题展开，包括钙剂的种类、选择、服用注意事项，以及补钙好帮手——维生素D的补充；同时辅以活泼可爱、生动形象的插图，使科普兼具科学性和趣味性。

（导读专家：缪静）

作为家长，我们盼望孩子能够健康、快乐地成长，而钙作为人体必不可少的元素之一，重要性不言而喻。下面和大家聊聊儿童补钙的那些事。

儿童骨骼发育需要大量的钙，钙对儿童的牙齿发育、神经传导、肌肉收缩等重要生理功能有关键的作用。因此，充足的钙是儿童健康成长的保障。我们可以通过观察孩子的身高、体重增长情况及睡眠质量等来判断孩子是否有缺钙的情况。如果发现孩子存在这样或那样的问题，那么建议及时咨询医生并进行相关检查，确定需要补钙的，应选择质量可靠、成分清晰的钙剂，并在专业人员的指导下使用。

最适合孩子的钙剂有哪些？怎么选择？

1.钙剂选择原则

选择钙剂遵循一个原则：只选对的，不选贵的，正规途径购买。随着互联网海淘时代的到来，母婴消费市场上，不少家长青睐于海外的药品补剂，认为进口高价的钙剂质量更好、效果更优。但实际上，这些进口钙剂可能存在一定的安全隐患。一方面，这些海淘代购的钙剂往往与化妆品、零食等物品一起打包发货，在漂洋过海的路上，或许接受烈日下暴晒的

"洗礼"，或许在集装箱内"享受"高温的"桑拿"，运输条件很难得到保障。另一方面，不同国家有关药品的标准、分剂量存在差异，如果家长没有一定的外语基础，不能阅读钙剂的使用说明书，继而无法判断钙含量，那么合理用药将是一个大问题。因此，建议家长通过正规的途径购买钙剂，并选择适合儿童钙含量的制剂。

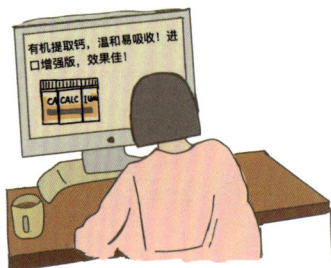

2.钙剂的种类

目前，常用的钙剂主要分为无机钙、有机钙等。

（1）无机钙有碳酸钙、磷酸钙、氯化钙等，含钙量高，价格相对低，但对胃肠道的刺激相对大，建议餐中使用。这类钙剂适用于胃肠道功能较好且钙缺乏较严重的大龄儿童。

（2）有机钙有柠檬酸钙、葡萄糖酸钙等，溶解度好，不需消耗过多胃酸，不易引起胀气和消化不良，适合胃肠道功能较弱的人群。这类钙剂适用于明确需要补钙的小龄儿童。

3.钙剂的服用时机及不良反应

钙的吸收受多种因素的影响，其中餐后胃酸分泌增加，有助于钙的吸收，一般建议在晚餐后1小时服用。服用钙剂后可能出现便秘、腹胀等不良反应，故需关注儿童服用钙剂后的不良反应。

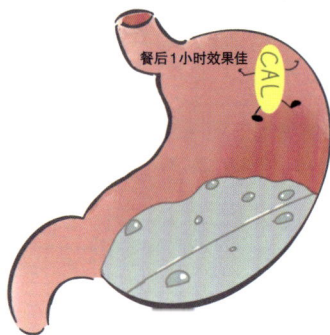

重视维生素D的摄取

儿童和青少年正处于生长发育的旺盛期。人体骨骼生长就像造房子一样，体内的钙就如同造房的砖。生长发育通常有两个高峰期，婴儿期（出生后至1周岁）和青春期。在这两个时间段检查骨密度，或许会发现有些孩子的骨密度低。骨密度低可能是儿童、青少年快速生长的信号，而不是缺钙的表现，所以不能简单根据骨密度来判断其是否缺钙。那么，如何判断人体是否缺钙呢？其实，根据《中国居民膳食营养素参考摄入量

（2023版）》，如果婴儿吸奶量充足，日常饮食均衡，那么基本不会缺钙。但是有时会出现缺少把钙运到骨头里的"工具小火车"的情况而导致缺钙，那这个"工具小火车"是什么呢？它就是维生素D。维生素D的主要功能是帮助人体吸收钙和磷，而钙和磷是构建骨骼和牙齿的主要成分。如果人体内的维生素D含量不足，那么即使钙的摄入量充足，也无法被人体有效吸收，从而导致骨骼健康问题。《中国居民膳食指南》推荐，健康婴儿、儿童、青少年每天至少摄入400单位的维生素D。

维生素D是一种脂溶性维生素，可以通过阳光照射皮肤自然产生，也可以通过食物和补充剂摄入。应适量给孩子服用鱼肝油等富含维生素D的营养品，多带孩子到户外活动，多晒太阳，这样可以更好地吸收钙质。为什么强调户外呢？因为阳光中的紫外线透过玻璃被折射或吸收后，是无法促进合成维生素D的。此外，阳光照射可对婴儿眼睛造成一定损伤，故在沐浴阳光时做好对眼睛的防护。

➕ 补钙祖传秘方的辟谣

小区的王奶奶经常向邻居传授其祖传"补钙"骨头汤秘方："这骨头汤，我常常炖给大孙子喝，大骨头、蘑菇、玉米、萝卜，小火慢煮，加点儿枸杞……"

问：看似大补的祖传秘方真的补钙吗？

揭秘：每百毫升骨头汤只含2～5毫克钙，按照孩子每天钙摄入量500毫克计算，仅喝骨头汤就要喝100碗。因此，摄入高盐高脂的骨头汤不仅不能摄入充足的钙，而且可能增加孩子肥胖的发生风险。以此类推，鱼汤、鸡汤亦是如此。

总之，通过合理的饮食、充足的户外运动和规律的作息，辅以补充维生素D，以及补给钙剂缺口，可以助力孩子健康成长，"骨力""骨力"！

供稿　陈　意

插画　郭舒文

警惕支原体肺炎，了解儿童用药必备常识

专家导读

支原体没有细胞壁，而常用的抗菌药物如青霉素类和头孢菌素类作用于细胞壁，往往无效。治疗儿童支原体肺炎通常首选阿奇霉素。阿奇霉素是什么药？该怎么使用？能不能预防用药？对于支原体肺炎，阿奇霉素的耐药性正不断升高。那么，儿童在耐药后还能选用哪些药物？下文为大家一一解答。此外，提醒广大家长，要经过专业诊断，在医生和药师的指导下安全、合理地使用药物，切勿盲目囤药、随意用药。

（导读专家：王刚）

每到秋冬季节，呼吸道疾病又开始成为威胁人们健康的一个重要问题。2023年末2024年初，全国各地支原体肺炎发病率明显升高，其中儿童患者占比大幅增加。很多患儿持续高热、咳嗽，但是有些粗心的家长只给患儿服用一些止咳退热药，后一直未见好转才去医院就诊，结果被诊断为支原体肺炎，甚至有些患儿因为支原体肺炎而出现白肺。随着支原体肺炎的扩散，治疗支原体肺炎的首选药物也冲上了热搜。那么，支原体肺炎是什么疾病？需要用什么药物？儿童用药有哪些注意事项？下面为大家一一解答。

什么是支原体肺炎？

支原体肺炎是一种由肺炎支原体引起的下呼吸道疾病，主要表现为发热、咳嗽、厌食等症状。肺炎支原体主要通过飞沫传播，人们在空气不流通、人员密集的环境特别容易"中招"，青少年的免疫力往往较差，是支原体肺炎的高发群体。因此，在气候干燥的秋冬季节，密集的场所非常容易发生肺炎支原体的大规模传播。

支原体肺炎需要用什么药物治疗？

根据《国家抗微生物治疗指南(第3版)》，支原体肺炎常用的治疗药物有大环内酯类药物(罗红霉素、阿奇霉素等)、氟喹诺酮类药物(左氧氟沙星、莫西沙星等)、四环素类药物(多西环素、米诺环素等)等。对于发病较为迅速或难以治愈的患者，一般会考虑使用糖皮质激素类药物，比如甲泼尼龙。

儿童支原体肺炎用药的注意事项有哪些？

根据《儿童肺炎支原体肺炎诊疗指南(2023年版)》，8岁以下儿童尽量避免使用多西环素、米诺环素等四环素类药物，因为四环素类药物会影响儿童的牙齿发育，造成儿童的牙齿变黑变形，形成"四环素牙"。左氧氟沙星、莫西沙星等氟喹诺酮类药物具有软骨毒性，会影响儿童软骨发育，因此18岁以下儿童尽量避免使用。

阿奇霉素在人体内的代谢时间比较长，为了减少耐药，儿童服用阿奇霉素一般遵循"服三停四，服五停二"的原则，具体的药物治疗方案需要医生对病情进行诊断后再确定，确定后不可擅自更改。

儿童服用阿奇霉素的两个原则

服三停四
服三停四指3天为1个疗程，按每千克体重10mg阿奇霉素计算，一天一次；停4天后可重复第2个疗程。

服五停二
服五停二指5天为1个疗程，第1天按每千克体重10mg阿奇霉素计算，第2天至第5天按每千克体重5mg阿奇霉素计算，一天一次；停2天后可重复第2个疗程。

在支原体肺炎流行期间，很多家长反映自己的孩子出现耐药的情况，使用阿奇霉素后病情没有明显好转，发热、咳嗽症状仍存在。如遇到这种情况，应及时就诊，由医生按实际情况调整治疗方案，切勿擅自用药。

支原体肺炎用药常见问题解答

▶问：口服青霉素类和头孢菌素类药物能治疗支原体肺炎吗？

答：青霉素类和头孢菌素类药物主要作用于细菌的细胞壁，而支原体没有细胞壁，它们无法杀死支原体，因此不能用于治疗支原体肺炎。

▶问：互联网上阿奇霉素比较热门，这是什么药物，是治疗支原体肺炎的特效药吗？

答：阿奇霉素是一种大环内酯类药物，因为对儿童及孕妇的副作用较小，所以被作为治疗支原体肺炎的首选药物。但是，阿奇霉素不是治疗支原体肺炎的特效药，肺炎支原体会出现对阿奇霉素耐药的情况，如果患者服用阿奇霉素无效，那么一定要咨询医生以便更换药物。

▶问：应对支原体肺炎，我们是否需要在家备一些药物？

答：阿奇霉素、左氧氟沙星等肺炎支原体治疗药物属于抗菌药物，须在医生或药师的指导下使用，不能擅自用药，大家不必盲目囤积药物。

▶问：国产的阿奇霉素和进口的阿奇霉素有区别吗？

答：国产的阿奇霉素和进口的阿奇霉素的主要成分没有区别，而在辅料、制剂工艺上有细微的区别，但两者都具有治疗支原体肺炎的作用，临床上没有特别明显的差异。

▶问：有预防支原体肺炎的药物吗？阿奇霉素可以用吗？

答：不可以！阿奇霉素属于抗菌药物，必须在医生或药师的指导下用药，不可擅自服用，并且阿奇霉素不具有预防支原体肺炎的作用。目前没有针对肺炎支原体的疫苗。预防支原体肺炎需要提升自身免疫力、保持良好的生活习惯，在人员密集的场所（比如教室）要多通风，要勤洗手、戴口罩等。

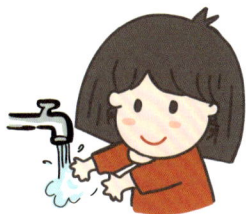
勤洗手

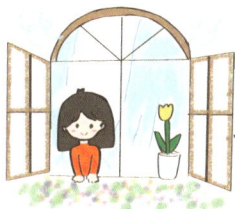
多通风

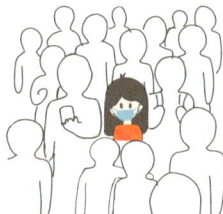
戴口罩

面对支原体肺炎,我们不必惊慌,应避免长时间接触雾霾和干燥的空气,进行适量的户外运动,以提高自身的免疫力。如果有发热、咳嗽等疑似肺炎的症状,不能掉以轻心,而要尽快就诊,及时进行治疗。

专业术语解释

大环内酯类药物:是一类分子结构中含有12～16碳内酯环的抗菌药物的总称,属于快速抑菌剂,为治疗肺炎支原体、衣原体、军团菌感染的首选药物。

氟喹诺酮类药物:为第三代喹诺酮类药物,常用药物有诺氟沙星、氧氟沙星、环丙沙星等。此类药物广泛用于泌尿生殖系统、胃肠道、皮肤等革兰阴性菌感染的治疗。

四环素类药物:是由放线菌产生的一类广谱抗生素,包括金霉素、土霉素、四环素等。此类药物为广谱抑菌剂,多用于立克次体、衣原体、支原体等感染的临床治疗。

糖皮质激素类药物:是一类对机体的发育、代谢以及免疫功能等发挥重要调节作用的激素,常见的糖皮质激素类药物有泼尼松、甲泼尼龙等。此类药物具有抗炎、抗过敏、抗休克等多种作用。

供稿　陈　朴
插画　郭舒文

面对儿童秋季腹泻不慌张,药师教您如何应对轮状病毒感染

专家导读

　　儿童感染性腹泻可由病毒、细菌或其他病原体引起。其中,病毒是主要病因,尤其是轮状病毒和诺如病毒。每年10—12月为感染性腹泻的发病高峰期。下文着重探讨了轮状病毒肠炎的病因、症状及药物治疗方案。除文中提到的补液治疗、肠黏膜保护、微生态疗法等治疗手段外,研究表明,补锌治疗也可降低腹泻的严重程度和缩短腹泻持续时间。因此,世界卫生组织推荐5岁以下的腹泻儿童补锌。总的来说,下文为家长提供了关于儿童腹泻的基本知识,有助于提高家长对秋季腹泻的认知。

(导读专家:王建平)

　　"岁暮阴阳催短景,天涯霜雪霁寒宵。"随着天气逐渐转凉,腹泻的孩子也逐渐增多,这是因为肠道病毒在秋冬季十分活跃,尤其是轮状病毒。目前,腹泻是5岁以下儿童死亡的第二大原因。根据2021年的全球疾病负担研究数据,轮状病毒是所有年龄段腹泻死亡的主要原因,归因占比为15.2%。在5岁以下儿童中,轮状病毒导致的腹泻死亡归因占比为35.2%。对于由轮状病毒引起的腹泻,家长必须足够重视。

什么是轮状病毒?

　　轮状病毒是一种双链核糖核酸病毒,其传染性极强,在体外可以存活几小时至几个月。轮状病毒通过粪口传播,典型的轮状病毒感染的潜伏期不到48小时。

轮状病毒感染有哪些症状？

感染轮状病毒后，患儿会有轻到中度的发热和呕吐，以及典型的腹泻。腹泻有水样便或黄绿色蛋花样稀水便，且有特殊的酸臭味，通常会持续5～7天。轮状病毒肠炎会造成患儿短时间内丢失大量水分和电解质，所以保证患儿不脱水是治疗的首要目标。

如何治疗轮状病毒肠炎？

轮状病毒肠炎治疗的首要目的是缓解症状、纠正脱水及电解质紊乱，其次是维持患儿的营养状态。下面我们介绍哪些药物可用于治疗病毒性肠炎。

（1）口服补液盐：是应对脱水最有效的药物，目前常用的口服补液盐有Ⅰ、Ⅱ、Ⅲ三种。三种口服补液盐配方的差别见下表。

三种常用口服补液盐配方

口服补液盐	氯化钠	氯化钾	葡萄糖
Ⅰ	1.75克	0.75克	11.00克
Ⅱ	1.75克	0.75克	10.00克（无水葡萄糖）
Ⅲ	0.26克	0.15克	1.35克

口服补液盐Ⅰ和Ⅱ均为等渗溶液。对于预防脱水和治疗脱水的患儿，推荐使用口服补液盐Ⅲ。相较于口服补液盐Ⅰ和Ⅱ，口服补液盐Ⅲ不仅钠含量更低，口感更好，补液速度更快，而且能减少患儿腹泻次数，安全性更高，新生儿也可使用。

口服补液盐Ⅲ的用法用量（具体情况遵医嘱）见下表。

口服补液盐Ⅲ的用法用量

年龄	用法用量
<6个月	50毫升/次
6个月～2岁	100毫升/次
>2～10岁	150毫升/次
>10岁	可作为饮水饮用

注意事项：由于存在渗透压等，所以口服补液盐应整包药物冲泡，即将

一袋药物溶解于相应量的温开水中(不同品牌的剂量不同,具体见相关说明书),切勿分多次冲泡;服用时可少量多次,避免胃内大量液体而导致呕吐。

如果不能在短时间内购买到口服补液盐,那么可尝试自己调配,方法是6平茶勺的糖＋半茶勺的盐＋1升清水,因无法精确计算用量,故此方法仅供应急使用。

(2)蒙脱石散:蒙脱石是一种天然矿物土,不能被消化道吸收,其作用是对细菌和病毒进行包裹和固定,且对消化道黏膜有保护作用。根据《中国儿童急性感染性腹泻临床实践指南》,蒙脱石散治疗儿童急性水样腹泻可以缩短腹泻病程,减少腹泻排便次数和数量,提高治愈率。需要注意的是,蒙脱石散的使用需要与其他药物间隔1小时以上,防止蒙脱石散包裹其他药物而影响其他药物发挥作用。

(3)益生菌:是人体消化道内的主要细菌,有乳酸菌、双歧杆菌、链球菌等。相关研究认为,益生菌的作用可能是在肠道内抑制其他病菌的生长,并作为肠道黏膜防御系统的一部分。就目前的证据来看,益生菌在儿童急性感染性腹泻的治疗中有显著缩短病程的作用,但是具体使用何种菌株、如何使用,需要根据患儿的情况,由医生决定。家长切勿将益生菌作为"儿童保健品"随意使用。

(4)抗菌药物:儿童罹患病毒性肠炎后往往上吐下泻,部分家长因为焦虑会自行给患儿服用抗菌药物,但这不仅对病毒感染的腹泻毫无作用,甚至还可能加重腹泻症状。建议在就诊前切勿自行给患儿使用任何抗菌药物。

如何预防轮状病毒肠炎？

轮状病毒感染是一种自限性疾病,目前无特效药物,一般3~8天自然恢复,如有脱水或其他特殊情况,需及时就医。虽然轮状病毒肠炎很难彻底治愈,但是保持良好的卫生习惯,勤洗手,积极接种疫苗,可最大限度地防止病毒传播。

病毒性肠炎是一种常见的传染病,大家要足够重视。通过阅读上文,相信大家对病毒性肠炎和如何使用相关治疗药物有了一定的了解。如果还有其他问题,可以咨询医生和药师。

供稿 薛威阳

揭秘儿童过敏性紫癜用药

专家导读

　　过敏性紫癜是一种以小血管炎为主要病理改变的全身性血管炎综合征,儿童期常见,多发生于2~6岁儿童,且秋冬季节多见。那么,什么是过敏性紫癜? 儿童为什么会患过敏性紫癜? 过敏性紫癜又该如何治疗? 下文主要介绍了过敏性紫癜治疗过程中家长们所关心的问题,如过敏性紫癜的概念、致病原因、治疗原则、治疗药物、护理及注意事项等,为儿童过敏性紫癜的治疗与家庭护理提供参考。

（导读专家：方罗）

　　每年下半年天气转凉之际,来儿童医院就诊的小朋友就会突然增多,其中有一类小朋友的共同特征是下肢突然出现了小红点,不少小朋友还有腹痛、关节痛,有时尿中还会有隐血和蛋白。医生检查后,诊断为"过敏性紫癜"。

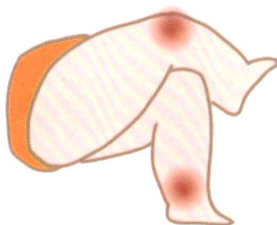

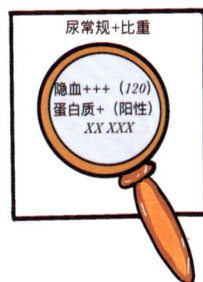

下肢出现小红点　　　　　腹痛　　　　　尿中出现隐血和尿蛋白

　　听到诊断结果,不少家长懵了……这是什么病? 怎么办? 用药要注意什么?

接下来，就让我们一起揭开儿童过敏性紫癜的"神秘面纱"，看看如何正确用药吧。

什么是过敏性紫癜？

过敏性紫癜，又称免疫球蛋白A血管炎或亨-舒综合征，是一种小血管炎症表现的全身综合征，主要表现为可接触性紫癜，伴或不伴腹痛、胃肠道出血、关节痛、肾损害等。该病在儿童期常见，多发生于2~6岁儿童，且秋冬季节多见。

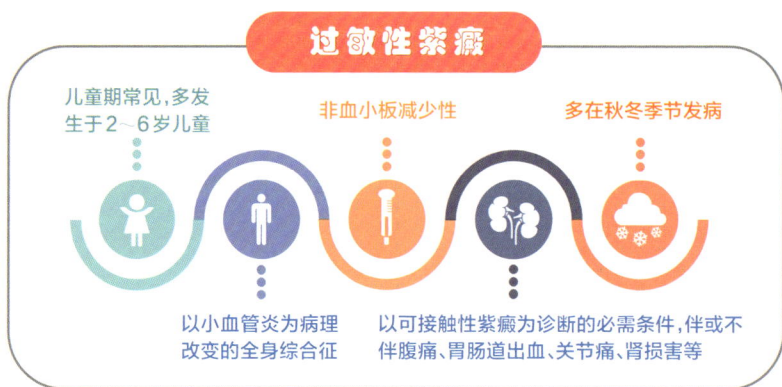

过敏性紫癜

儿童期常见，多发生于2~6岁儿童

非血小板减少性

多在秋冬季节发病

以小血管炎为病理改变的全身综合征

以可接触性紫癜为诊断的必需条件，伴或不伴腹痛、胃肠道出血、关节痛、肾损害等

儿童为什么会患过敏性紫癜？

罹患过敏性紫癜，一定是人体对什么东西过敏吗？其实不然，虽然该病名称中有"过敏"二字，但其本质是体内由免疫球蛋白A介导的免疫功能出现异常，导致皮肤、胃黏膜、关节、肾脏等多个组织和器官的小血管及周围发生炎症；而过敏通常由免疫球蛋白E介导（免疫球蛋白E与免疫球蛋白A并不相同）。

过敏性紫癜的诱因多种多样，最常见的有呼吸道感染，尤其秋冬季节链球菌、流感病毒、副流感病毒等的感染较多，导致过敏性紫癜的发病率增高。

另外，幽门螺杆菌（消化道溃疡的致病菌）、药物、遗传等因素也可能诱发过敏性紫癜。而食物过敏是否导致过敏性紫癜，目前仍有争议，尚无强烈证据给予支持。

过敏性紫癜的治疗原则

有家长会问："孩子患过敏性紫癜后，我看了很多相关文章，可为什么有些文章说不需要用药，有些文章则说要用药呢？"

其实，过敏性紫癜属于自限性疾病，随着机体免疫功能恢复，在某些情况下可以不用药，只需充分休息，比如单纯皮疹通常不需要用药干预。但是，如果机体免疫系统紊乱持续，就会出现很多急性症状，以及肾损伤、消化道出血等，从而影响预后。因此，以下几种特定情况需要进行药物治疗。

（1）儿童有明确感染史（感染是最常见的诱因），此时需要抗菌药物（头孢菌素类、青霉素类等）治疗。

（2）有腹痛等胃肠道症状，常需要控制饮食和使用糖皮质激素（就是我们常说的"激素"）治疗。

（3）有关节症状和肾损害（即"紫癜性肾炎"），也会使用激素治疗。另外，关节症状还可以通过服用布洛芬等非甾体抗炎药来缓解。而肾损伤较重时，则使用免疫抑制剂治疗。

糖皮质激素一定要用吗？

大家有没有发现，糖皮质激素在过敏性紫癜治疗中的"出镜率"很高，但并非所有的患儿都需要用。

当出现胃肠道症状、关节痛，或肾损伤较重时，需要使用激素（如泼尼松、甲泼尼龙）治疗，用药剂量和疗程视病情轻重而定。腹痛症状较轻的，可以口服泼尼松；腹痛剧烈无法服药的，则静脉注射甲泼尼龙；而在急性期、病情严重时，静脉激素用量会很大（称为"冲击治疗"），症状改善后再改为口服并慢慢减量至停药。

虽然激素效果显著，但目前认为激素不能预防皮疹复发，也不能预防肾损害发生。因此，除在治疗紫癜性肾炎时会使用长疗程激素外，其他情况不建议长时间使用激素。

此外，也有不少家长担心使用激素产生副作用。需要强调的是，家长不能因为担心副作用而自行减量或停药,否则会出现停药反应或病情反跳。激素可能引起"满月脸""水牛背"、免疫力下降、高血压、高血糖、骨质疏松、痤疮多毛等不良反应,通常与激素用量过大或者用药时间过长有关;在激素减量或停用后,大多数不良反应会逐渐好转。因此,激素该使用时要使用,该停用时再停用。

免疫抑制剂和其他药物

免疫抑制剂是对机体免疫系统有抑制作用的一类药物,如环磷酰胺、吗替麦考酚酯、硫唑嘌呤、他克莫司等,在紫癜性肾炎治疗中发挥着重要的作用,医生通常会严格评估病情后使用。对于肾脏以外的症状(如胃肠道症状、关节症状等),治疗是否有效,还需进一步研究证实。

护理及注意事项

"什么可以吃？什么不能吃？"其实,过敏性紫癜患者并没有忌口的说法,但也不能无所顾忌地吃！当胃肠道有损伤时,需要控制饮食或禁食,以免胃肠道症状加重;对于严重腹痛或呕吐的患儿,还需要给予营养要素饮食。

此外,家长们也要监督患儿做好自我管理,在急性发作期要注意多休息,避免剧烈运动,规律作息,避免劳累。同时,要定期监测病情,复查尿常规。最重要的事是遵医嘱,正确、规律用药。

当胃肠道有损伤时,需控制饮食或禁食,以免胃肠道症状加重	严重腹痛或呕吐时,需暂时禁食,予以胃肠外营养支持	如发现明确诱发的食物,应避免再次接触
在急性发作期多休息,避免剧烈运动,规律作息,避免劳累	定期检测病情,复查尿常规	遵医嘱,正确、规律用药

供稿　黄凌斐
插画　黄凌斐　郭舒文

拯救"睡美人"——儿童药物中毒事件

专家导读

　　误服药物致中毒已成为儿童意外伤害的主要原因之一,误服药物而导致悲剧的事件屡有发生。儿童好奇心强,喜欢通过品尝来探索未知的世界,而误服成人药物、服错药物、药物过量或者将外用药当作口服药等,都可能引起急性中毒或伤害。据报道,79.2%的儿童药物中毒病例是儿童自己误服导致的,86.4%的儿童药物中毒发生在家中。这些事件的发生在很大程度上是因为监护人对儿童误服药物的风险认识不足,将药品随意摆放,缺乏警惕意识。药品的使用、保管与处理等任何一个环节出现疏漏,都可能对儿童造成伤害,甚至可能造成无法挽回的严重后果。下文以故事叙述的形式,描述药师抽丝剥茧地拯救"睡美人"的故事,引人入胜,在开展儿童用药安全的宣传与教育的同时,体现了药师在用药安全防护墙构筑中的作用。

（导读专家：羊红玉）

　　2022年的一天,我在儿科临床药学工作期间遇到了一名昏睡的6岁患儿。6岁,天真烂漫的年纪,这个年纪的沐沐(化名)本该享受家中如小公主般的瞩目与疼爱,然而究竟发生了什么,让她突然昏睡,犹如童话故事中的"睡美人"?

　　2022年10月15日,对大部分家庭而言这是普通的一天,但这一天沐沐一家永远不会忘记,平常活蹦乱跳的沐沐突然意识不清,陷入了昏睡状态。她的父母非常焦急,立刻将她送到当地医院治疗,但沐沐仍没有苏醒的迹象。最终,她被转至某三甲医院治疗,成为我们故事中的主角。

　　入院后,医生根据沐沐突发神志不清、四肢略有僵直、白细胞计数升高等临床症状,疑诊脑炎,但病因并不清楚。我们则对其进行用药重整,在此过程中偶然得知沐沐家中有人因三叉神经痛在服用卡马西平片,这个关键信息让我们仿佛在黑暗中看到了一丝曙光。

卡马西平是一种抗癫痫药,也是治疗特异性三叉神经痛的药物,而卡马西平中毒的临床症状主要有:

✔最先出现神经系统症状,如癫痫发作和抽搐等。

✔意识水平改变,这是卡马西平中毒最常见的临床表现。

✔可能出现心动过速、血压异常等心血管变化。

✔胃肠道反应、泌尿系统症状、体温异常、电解质紊乱等,比较少见。

"孩子不会是卡马西平中毒了吧?"

时间紧迫,容不得一丝犹豫,我们当即建议临床使用治疗药物监测(TDM)*手段检测卡马西平血药浓度。在规范采血送检的第2天,果然如药师所料,报告显示其体内卡马西平血药浓度远远高于安全值上限! 终于找到"罪魁祸首"了——考虑卡马西平药物中毒。于是,沐沐被转入重症监护病房(ICU)开始进行血液透析治疗。在血液透析清除药物的同时,予以护肝、导泻、补钾、营养支持等对应治疗。

入院第4天,测得沐沐卡马西平血药浓度低于安全值,神志清醒、精神状态尚可,可转出ICU。在家长的陪伴下,沐沐被转入儿科普通病房继续治疗。药师查房时询问:"沐沐,你是不是偷吃药了?"沐沐不好意思地说:"我就尝了一点点。"药师:"真的只是一点点吗? 我可是知道你吃了多少的,我们药师有药物检测手段的呢。"沐沐似懂非懂,但是她认真地保证:"以后再不乱吃东西了。"

---

*治疗药物监测(therapeutic drug monitoring,TDM)指通过采集患者的血液(有时采集尿液、唾液等液体),测定其中的药物浓度,以便根据患者的具体情况,制定个体化的给药方案,从而达到有效又安全的治疗效果。

血药浓度检测主要有以下目的：

✔为临床诊断卡马西平中毒提供证据。卡马西平中毒症状与脑炎症状相似，包括昏迷、呼吸抑制、心动过速等，往往易被误诊。

✔指导临床选择救治方案。轻中度中毒与重度中毒的治疗措施不同，通过血药浓度检测，结合药物特性可以推算服药剂量，能协助临床判断患者中毒的严重程度，制定救治方案，缩短患者住院时间。

✔评估临床疗效及指导救治。在对患者进行连续肾脏替代治疗期间，定时复查卡马西平血药浓度，以及时反馈临床疗效，为患者何时停止血液透析治疗提供参考。

"睡美人"沐沐经过医疗团队（包括药师）的诊疗苏醒了，并回归正常的生活。出院时，药师对家长再次进行宣教："为了防止再次出现这种意外，请一定要将药品存放在儿童接触不到的地方。"而家长经过此次教训，也深感药品保管的重要性："想想都后怕，真的太谢谢你们了！这次全靠你们才救回了我的孩子，以后一定不会把药乱放了！"

➕ 药师有话说

"睡美人"沐沐终于恢复，回到父母的怀抱了。这个故事引发了我们对儿童用药安全的思考。根据《中国卫生健康统计年鉴》，每年药物中毒的人数高达数万人次。近年来，尽管医疗水平在不断发展，5岁以下儿童的药物中毒比例有所下降，但5～14岁儿童的药物中毒比例却上升了数倍。随着儿童逐渐成长，其对危险的识别能力也逐渐增强，但为何药物中毒比例仍在增加？除儿童主动误服外，是不是还存在家长主观行为导致的儿童被动误服呢？

因此，我们有责任采取措施确保儿童用药的安全性。

儿童用药须知

合理选择药物	合理服用药物	合理保管药品	合理认知药品
不要盲目给儿童服用药物，也不要一次性给他们服用多种药物	严格按照医生和药师的指导用药，不要随意增减药量或更换药物	家里的药品一定要放在儿童够不到的地方，废弃的药品请勿随意扔到普通垃圾桶中	教育儿童正确对待药物，哄骗儿童药物是"糖果""糖水"等说法都是危险的，要向他们传递正确的药物常识

　　我们要记住，药物是一把"双刃剑"，正确使用可以拯救生命，使用不当或误服则可能带来危害。让我们为儿童的健康和安全共同努力！

供稿　罗　环　俞凌燕

家有萌娃,止咳药怎么选?

专家导读

　　咳嗽是呼吸道受到刺激时所产生的一种防御性反射活动,但持续咳嗽也可对身体造成一定的损害。儿童发生呼吸道感染后,咳嗽可能持续数周,原因较复杂,可能是呼吸道内的痰液仍需要清除,也可能是受到其他有害刺激,因此需要仔细鉴别,准确选择药物,尤其在黏痰较多时,要注意联合使用化痰药物。下文较详细地介绍了常用止咳药的特点,以及儿童用药过程中需要注意的相关事项,为止咳药的合理使用提供参考。

（导读专家:林观样）

　　"咳咳咳……"大家是不是也经常被这个声音环绕着?

　　又到一年秋冬季,又是一年感冒时。很多时候,往往"感冒"扛过去了,可是遗留下来的"久咳不止"问题却让家长们头痛不已。那么,儿童止咳药有哪些? 该如何选择呢? 下面就让药师来给您说道说道!

　　咳嗽是清除呼吸道分泌物或吸入异物后的一种保护性反射。儿童呼吸道感染后的咳嗽,可能在其他感染症状消退后仍然持续数周,通常无须干预可逐渐消退,不推荐常规使用止咳药治疗。当咳嗽明显影响患儿的睡眠和日常活动时,可酌情使用止咳药对症处理。

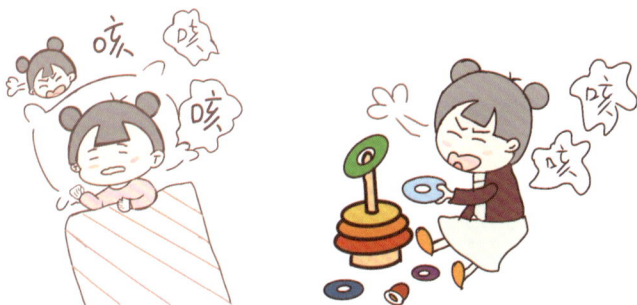

在选择止咳药前，我们首先要明确咳嗽的类型。咳嗽按性质和症状，主要分为干咳和湿咳两种类型。干咳指咳嗽时少痰或者无痰，通常是由过敏、咽炎、喉炎等引起的；湿咳指咳嗽时有痰，可能是由感冒、支气管炎、肺炎等引起的。目前，止咳药种类繁多，主要分为止咳类、祛痰类等，挑选时要特别注意。

止咳药

如果患儿咳嗽时无痰或者仅有少许痰液，那么可选用止咳药。儿童常用止咳药见下表。

儿童常用止咳药

类别	常用药品	适用条件	注意事项
中枢性止咳药	福尔可定	<2岁，遵说明书	可出现嗜睡、呕吐、胃肠道不适等不良反应
	右美沙芬	<2岁，不推荐	避免用于有痰患儿，防止痰液阻塞气道； 长期过量使用会造成成瘾性和依赖性，务必遵医嘱用药； 单胺氧化酶抑制剂停用2周内禁止使用； 有精神病病史患儿禁止使用
外周性止咳药	喷托维林	<5岁，禁用	青光眼、心功能不全者慎用
	苯丙哌林	<2岁，不推荐	片剂服用时需整片吞服，勿嚼碎，以免引起口腔麻木

祛痰药

如果患儿咳嗽时明显有痰且痰液黏稠不易咳出，那么可选用祛痰药。儿童常用祛痰药见下表。

儿童常用祛痰药

类别	常用药品	适用条件	注意事项
黏液溶解药	氨溴索	√	避免与中枢性止咳药（如右美沙芬等）同时使用，以免稀化的痰液堵塞气道
	溴己新	>2岁，可用	对胃肠道黏膜有刺激性，胃炎或胃溃疡患者慎用

续表

类别	常用药品	适用条件	注意事项
黏液溶解药	桉柠蒎	>4岁,可用	餐前半小时用凉开水送服,不可打开或咀嚼
	羧甲司坦	>2岁,可用	禁用于活动性消化道溃疡患者; 避免同时服用强止咳药,以免痰液堵塞气道
	乙酰半胱氨酸	>2岁,可用	对呼吸道黏膜有刺激作用,可引起呛咳或支气管痉挛,支气管哮喘患儿禁用; 水溶液有臭鸡蛋气味,可能引起恶心、呕吐、流涕、胃炎等,使用时应注意观察患儿情况,一旦出现上述不良反应,应及时停药; 避免与抗菌药物混合或同服,确需使用的,两种药物口服至少间隔2小时
黏液稀释液	氯化铵	>2岁,可用	用药后偶可出现恶心、呕吐等不适症状
	愈创木酚甘油醚	>2岁,可用	可出现困倦、口干、胃肠道刺激等症状

常用化痰止咳复方制剂

对于儿童咳嗽,应注意尽量使用成分单一的祛痰药,必要时可在医生或药师的指导下选用化痰止咳复方制剂。

常用化痰止咳复方制剂

复方甲氧那明胶囊	桃金娘油肠溶胶囊(儿童装)	复方氢溴酸右美沙芬口服溶液	氨溴特罗口服溶液	复方福尔可定口服液	复方愈创木酚磺酸钾口服溶液
·未满8岁儿童及婴幼儿禁用。 ·不得与其他止咳祛痰药、感冒药、抗组胺药、镇静药等联合使用	·4岁以下患儿不推荐使用。 ·餐前30分钟用较多的凉开水送服。勿将胶囊掰开或咀嚼服用。请在家长监护下遵医嘱使用	·2岁以下婴幼儿不推荐使用	·肥厚型心肌病患儿禁用。 ·避免与中枢性止咳药(如右美沙芬等)同时使用,防止痰液堵塞气道	·2岁以下患儿请在医生指导下使用。 ·药物过量可导致神经紧张、头晕等,请务必在家长监护下遵医嘱使用	·2岁以下婴幼儿不推荐使用。 ·巨幼红细胞性贫血患儿禁用

常用化痰止咳中成药

有些家长可能认为西药的副作用大，所以当儿童患病时，倾向于给患儿服用中成药。那么，常见的用于儿童化痰止咳的中成药有哪些呢？下面就让我们一起来看一下吧！

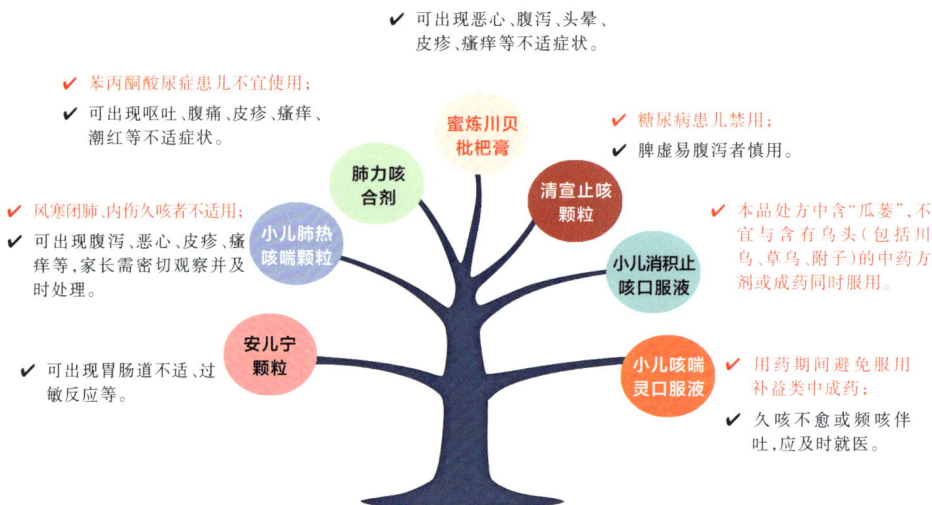

✔ 可出现恶心、腹泻、头晕、皮疹、瘙痒等不适症状。

✔ 苯丙酮酸尿症患儿不宜使用；
✔ 可出现呕吐、腹痛、皮疹、瘙痒、潮红等不适症状。

蜜炼川贝枇杷膏

✔ 糖尿病患儿禁用；
✔ 脾虚易腹泻者慎用。

肺力咳合剂

清宣止咳颗粒

✔ 风寒闭肺、内伤久咳者不适用；
✔ 可出现腹泻、恶心、皮疹、瘙痒等，家长需密切观察并及时处理。

小儿肺热咳喘颗粒

小儿消积止咳口服液

✔ 本品处方中含"瓜蒌"，不宜与含有乌头（包括川乌、草乌、附子）的中药方剂或成药同时服用。

安儿宁颗粒

小儿咳喘灵口服液

✔ 可出现胃肠道不适、过敏反应等。

✔ 用药期间避免服用补益类中成药；
✔ 久咳不愈或频咳伴吐，应及时就医。

儿童化痰止咳类中成药用药须知：

· 需经中医师辨证后合理使用，且在药师指导下选用；

· 使用期间，应避免同时食用辛辣、生冷、油腻食物；

· 用药前应仔细阅读药品说明书，了解药品成分，避免选择不良反应较大的中成药；

· 避免联合使用功效相同或成分重复的中成药；

· 病情好转后，应尽早停用。

儿童止咳药选用小贴士

1.儿童用药不应被视为成人用药的"缩小版"，应优先选用儿童专用药，如药名中有"儿童""小儿"等字样的药品。对于没有明确儿童用法用量的中成药,需在医师或药师的指导下使用。

2.在选择止咳药时,要仔细阅读药品说明书中的适应证、禁忌证及不良反应,对症用药。应在医师或药师的指导下使用,不要自行服药。

3.尽量使用成分单一的祛痰药。勿同时服用具有相同成分的感冒药或化痰止咳复方制剂。

4.止咳药在减轻咳嗽症状的同时,可能掩盖患儿的真实病情而导致延误治疗。如发生阵发性剧烈干咳、频繁咳嗽等情况,应在医师或药师的指导下选择合适的药物。

5.在止咳的同时,要明确病因,对因治疗。服药后症状无缓解的,请及时就医。

6.大部分儿童止咳药为口服溶液或者糖浆剂。通常情况下,开封后常温保存即可,保存期限在冬天一般不超过3个月,夏天不超过1个月。

供稿 刘 杰

插画 郭舒文

防范儿童误服药品

专家导读

儿童误服药品是一个常见且严重危害儿童健康的问题。

下文深度挖掘了该现象的具体原因,详细阐述了儿童口服药物使用时因药物剂型不明确而发生的用药错误及药物剂量错误,并系统性总结了防范儿童误服药品的有效措施,以及提出了发生误服后的应对方案,以助于减少儿童误服药品事件的发生,切实保障儿童用药安全。

(导读专家:黄萍)

儿童误服药品的事件在儿童急诊科并不少见。儿童误服药品的主要原因可能是:幼儿期和学龄前期的儿童活泼好动,好奇心强,易受药品颜色或包装吸引;儿童模仿力强,易被家长的服药行为诱导;也可能是药品随意摆放、易获得,药品包装易被儿童开启等。

此外,父母、祖父母等看护人也可能导致儿童误服药品,比如因为药品包装、名称相似,看护人易混淆,未仔细阅读药品说明书、用药说明,以及凭个人经验或道听途说自行用药等。因此,很有必要对儿童及看护人进行安全用药科普宣教。

儿童常见的误服药品情况

适合儿童口服的剂型一般有口感好的糖浆剂、混悬剂、颗粒剂、片剂等,下面列举几种常见的儿童误服药品情况。

1.泡腾片直接吞服或含服(如维生素C泡腾片)

家长切记:泡腾片千万不能让儿童直接吞服!因为泡腾片属于特殊剂型,成分中有酸和碱,遇水后,两者发生化学反应会产生大量二氧化碳。

若直接将泡腾片放入口中,其会在口腔及胃肠道内迅速发生反应并释放大量的气体,刺激黏膜甚至造成窒息等。正确的用法是:把泡腾片放在适量温开水中充分溶解,等气泡完全消失后再摇匀服下。

2.咀嚼片直接吞服(如孟鲁司特咀嚼片、碳酸钙 D_3 咀嚼片)

咀嚼片如果直接吞服,虽然不会出现像泡腾片那样的严重后果,但会延长起效的时间;对于婴幼儿,还可能堵塞气道。正确的用法是:咀嚼片可以像糖一样嚼着吃,等完全嚼碎后再吞服。对于还未长出乳牙的婴幼儿,可以先把咀嚼片研碎,然后喂服。为确保药物疗效,尽量在半小时后饮水,且适当控制饮水量。

3.混悬剂服用前不摇匀(如布洛芬混悬液)

混悬剂是一种非均匀的液体制剂,静置后,药物颗粒会沉降,分散不均,导致上层药物含量低、下层药物含量高,如果不充分摇匀而直接服用,会导致前期药物含量不足而不能发挥药效,后期则药物超量而导致不良反应,因此混悬剂在使用前必须摇匀。还有一些常见的干混悬剂,如头孢克洛干混悬剂、阿奇霉素干混悬剂等,需用水调化混匀后服用。有些干混悬剂预先装在瓶子里,第一次使用时加入水至刻度线,之后每次混匀后,量取一定的体积服用,剩余的药物置于冰箱内 $2\sim8℃$ 下保存。干混悬剂不能直接吞服,因为其一般为细小的粉末,易呛入气管而造成窒息。

4.滴剂用来滴鼻子(如西替利嗪滴剂)

家长要明确滴剂和滴鼻剂是两种不同的制剂,滴剂通常指以小体积(比如毫升)或以滴来计量的口服溶液、口服混悬剂或口服乳剂。滴鼻剂指专供滴入鼻腔内使用的液体制剂。在使用盐酸西替利嗪滴剂时,首先需要按照瓶盖上的图标打开瓶盖,然后将瓶口垂直向下,药液就会滴出来。

常见的剂量错误风险

除以上由药物剂型不明确导致的用药错误外,家长还容易犯的错误是药物剂量错误。

剂量错误风险一：家里备有不同规格的退热药（如布洛芬混悬液）

同一通用名的药品往往有多种规格，很多家长在使用时易混淆，由于不清楚规格差异，按印象中的剂量给患儿喂药，往往会造成药量不足、退热效果不好，或者药物过量导致肾损伤等风险。建议家中同一种药品只保留一种规格，且家长在使用前务必明确含药量（如每毫升药液含多少毫克药量）。

剂量错误风险二：家长在给孩子服药时未能分辨一日剂量和一次剂量

家长一定要仔细阅读药品说明书或者药物标签，明确一日剂量和一次剂量，且明确用量是"mg"（毫克）还是"mg/kg"（毫克/千克体重）。

儿童误服药物的防范措施

1. 做好家庭常用药的日常管理，尽量减少家庭备用药品的种类和数量；成人药品与儿童药品要分开存放，并且放置于儿童不易拿到的地方。

2. 建议每隔3个月左右检查1次家庭备用药品，及时处理过期药品。

3. 不要在儿童面前服药，尤其是婴幼儿，他们喜欢尝试新鲜事物，容易模仿家长，又缺乏安全意识和识别能力。像果汁、糖果一样的药品，服用后要第一时间妥善保存。家长在日常生活中应培养儿童良好的生活习惯，不乱吃未经家长同意的物品，尤其是药品等。

4. 切勿哄骗儿童药品是糖果，家长要明确告诉儿童服药的原因，让儿童知晓无病乱用药是非常危险的。

5. 选择具有安全瓶盖的药品容器，将可能转移的液体药品放在有安全瓶盖的容器中。

6. 家长（包括其他看护人）要形成正确的用药理念，养成良好的用药习惯，例如家长在给儿童喂药前要认真阅读药品说明书，核对药名、用法用量和有效期。如有同服药品相近的，要特别提醒，避免重复用药或者漏服。

儿童误服药品，家长如何处理？

发生儿童误服药品后，家长要先明确三个问题：

1. 孩子擅自服用的是什么药，具体服用的剂量是多少？

2.距离孩子服用药物的时间有多久？

3.孩子目前的状态如何？

明确以上问题之后，家长应立即联系专业人士(医生或者药师)咨询，如果误服药物的毒副作用大，应第一时间送孩子到医院就诊。

供稿　沈雅婷

第四部分　科学识药

您今天补"钙"了吗？

专家导读

阿托伐他汀钙是临床使用最广泛的调脂药物之一，因名称中有"钙"字，有些患者朋友误认为该药物可以补钙。阿托伐他汀钙的常用剂量为10～20毫克，每日1次。药物中所含的"钙"剂量微乎其微，根本达不到补钙的效果。而这里的"钙"只是为了保证药物化学结构的稳定性，提高生物利用度而引入的金属阳离子进行结合。下文从这一常见认知误区引入，采用一问一答的形式，在引导大众科学认识药品名称的同时，解答他们最为关心的用药注意事项、药物相互作用、用药监测及长期用药的安全性问题，并对知识点进行归纳总结，既有助于人们避免"管中窥豹"的认知误区，又能帮助患者进一步认识阿托伐他汀钙的合理应用。

（导读专家：赵青威）

一位患者因长期头晕到医院做了一次体检，血脂报告显示低密度脂蛋白胆固醇数值远远高于正常值，结合其基础疾病，医生评估属于一级预防的动脉粥样硬化性心血管疾病的高危人群，开具了阿托伐他汀钙。1个月后，患者携带报告单复诊，医生告知其继续服药。患者看着各项指标均正常的检验单，对长期使用阿托伐他汀钙的安全性以及必要性产生了疑惑。

下面我们从这位患者的疑惑入手，通过一问一答的形式展开阐述，最后归纳总结，以帮助患者进一步认识阿托伐他汀钙。

问题一：阿托伐他汀钙可以用于补钙吗？

答案显然是不能。

阿托伐他汀钙是一类降胆固醇药物，虽然其名称中有"钙"字，但和用于补钙的钙片是完全不同的药品。阿托伐他汀钙片中钙的含量只有3.31%，1粒阿托伐他汀钙片（20mg）只含有0.662mg钙，而1粒碳酸钙片（0.75g）含有0.3g钙，前者的含钙量远远不能达到补钙的效果，所以不能用于补钙。

问题二：阿托伐他汀钙片什么时候服用最好？

阿托伐他汀钙片可在每天任何时间服用（固定时间服用即可）。

胆固醇的合成在夜间达到高峰，常用的洛伐他汀、辛伐他汀药效持续时间比较短，在睡前服用刚好可以达到最佳的降血脂效果。而阿托伐他汀、瑞舒伐他汀药效持续时间比较长，可在每天任何时间固定服用。

问题三：长期服用阿托伐他汀钙片的患者，不能同时食用哪些食物或药物？

·服用阿托伐他汀钙片期间，避免同时大量饮用葡萄柚汁（＞1.2升/日），因为大量葡萄柚汁会使阿托伐他汀的血药浓度升高，并可能增加肌病和横纹肌溶解的发生风险。

·若与环孢素、红霉素、克拉霉素、伊曲康唑等同时使用，会增加肌溶解和（或）急性肾衰竭的发生风险，不建议联合应用。

·会增加口服避孕药及地高辛的血药浓度，应监测相应的血药浓度，适当降低给药剂量。

问题四：血脂检验单上各项指标都正常，为什么仍需服用阿托伐他汀钙片？

检验单上各项指标的正常范围主要针对普通人群，对明确有冠心病、心肌梗死不稳定型心绞痛患者以及高危人群（年龄较大者，绝经期后妇女，吸烟、肥胖、有家族遗传史者，以及高血压、糖尿病患者等），血脂控制的目标值较正常值严格。

例如，对于超高危动脉粥样硬化性心血管疾病患者，低密度脂蛋白胆固醇的干预目标值为降低至1.4毫摩尔/升（mmol/L）以下，但检验单上低密度脂蛋白胆固醇的正常值为不大于3.4mmol/L。

医生会根据患者的年龄、家族史及其他健康问题判断是否需要使用药物。若医生开具他汀类药物，应坚持使用，有助于预防心肌梗死、脑卒中。

问题五：长期服用阿托伐他汀钙片的安全性如何？长期服用需要注意什么？

绝大多数人服用阿托伐他汀钙片是安全的。长期服用的患者需要注意肝脏安全性、肌肉安全性，以及新发糖尿病的风险等。

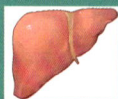

肝脏安全性
· 主要表现为转氨酶水平升高。
· 如果复查时转氨酶水平升高，在正常值上限的 3 倍及以上，合并总胆红素水平升高，则应酌情减量或停药。
· 对于转氨酶水平升高在 3 倍以内的患者，可在原剂量或减量的基础上观察，也可换用其他代谢途径的他汀类药物

肌肉安全性
· 表现为肌痛、肌炎、肌病以及横纹肌溶解等。
· 服药患者可以适度进行锻炼，但不建议剧烈运动，或做未适应的运动

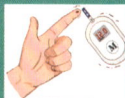

新发糖尿病
· 长期服用有增加新发糖尿病的风险。
· 服用他汀类药物对动脉粥样硬化性心血管疾病的总体益处远大于新发糖尿病的风险，无论是糖尿病高危人群还是糖尿病患者，有适应证都应坚持服用此类药物

· 阿托伐他汀钙片是一种降血脂药物，不能用于日常补钙。
· 阿托伐他汀钙片每天固定时间服用即可。
· 在日常服用阿托伐他汀钙片时，避免饮用大量葡萄柚汁；若要与其他药物联合使用，应提前告知医生或药师。
· 血脂检验单上的数值虽然正常，但这仅仅是医生的一个参考依据，真正决定是否进行抗血脂治疗的是个体动脉粥样硬化性心血管疾病的危险程度。
· 长期服用阿托伐他汀钙片的患者如果出现肌肉酸痛、肌肉无力等症状，应及时就医。在治疗中，要定期监测肝功能、肌酸激酶等，及早发现少数可能发生的不良反应，并及时对症处理。

供稿 胡袖媚
插图 邹伟君

生命之机，尽在一呼一吸中

专家导读

　　长期规律药物治疗是慢性阻塞性肺疾病（简称慢阻肺）的管理核心。吸入给药具有直达肺部、用量少、起效快、不良反应少等诸多优点，是慢阻肺患者长期治疗的首选。下文围绕慢阻肺吸入给药展开阐述，着重强调了吸入装置的类型及正确使用，图文并茂，内容丰富；特别对于吸入装置使用的共性问题和重点步骤，以漫画形式作出标识，增加了内容的趣味性和可读性，也加深了读者对使用要点的印象。

（导读专家：缪静）

　　人可在短期内不进食、不饮水，却不能不呼吸。生命的气息就在于一呼一吸中。一旦发生呼吸困难，我们的生活质量就会大打折扣。比如慢性阻塞性肺疾病（简称慢阻肺）就是临床上常见的一种慢性呼吸道疾病，其发病率呈逐年上升趋势。

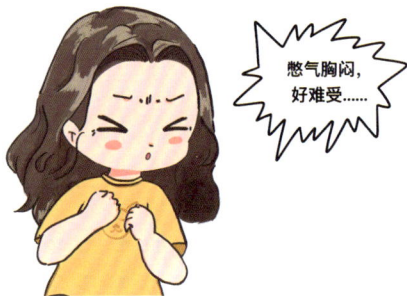

憋气胸闷，好难受……

　　慢阻肺的标志性表现有呼吸困难和气短等。早期只在劳动后出现，后期逐渐加重，即使日常活动甚至休息也会感到喘不上气。

　　吸入给药是临床指南推荐的治疗慢阻肺的首选给药途径，是一种非常重要的治疗手段。吸入装置是一类药械组合制剂，是将药物以溶液、粉末或者混悬液的形式装载于特殊的装置中，由使用者通过口腔吸入后到达肺部并产生局部作用。其最大的优点就是药物可以在肺部被快速吸收，避免发生首关消除效应。

正确、规范使用吸入装置可有效缓解呼吸困难,稳定病情,延缓疾病进展。

每种吸入装置的用法都有所差异,详见药品说明书。另外,外包装盒上一般印有二维码,可扫码查看用法。此外,各类吸入装置的使用也有一些共同之处,总结如下。

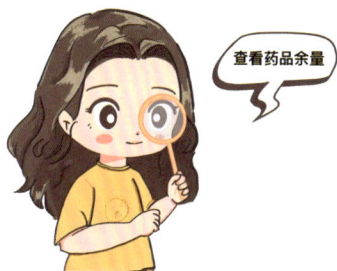

查看药品余量

(1)使用前看药量:先看看装置中剩余的药量是否满足患者本次治疗所需。

(2)单剂量干粉吸入器在使用前先加药:如果使用的是单剂量干粉吸入器,那么在使用之前必须先加药,并且药量也要达到标准。

(3)吸入前深呼吸:一定要先深呼吸几次,将肺部气体排出,以更好地吸入药物。应避免吹到吸嘴处。

(4)吸入时尽全力:不要用牙齿咬住吸嘴,要用嘴唇紧密包含吸嘴。在吸入药物时,要尽全力,吸气要深且长,吸气结束后要屏气5~10秒。

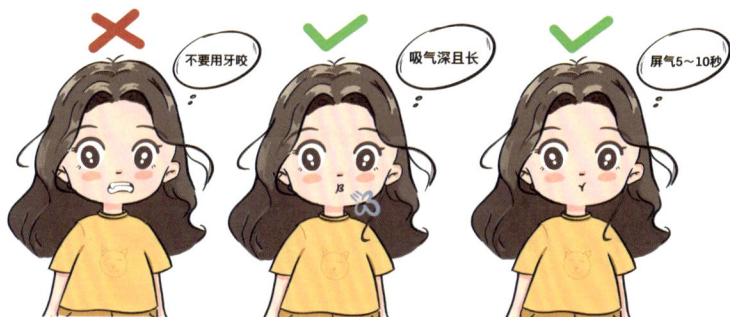

不要用牙咬　吸气深且长　屏气5~10秒

(5)吸入后勤漱口:在药物吸入治疗结束之后,一定要用清水漱口,因为吸入药物时难免会有一部分药物残留在咽喉部。每次吸入后要漱口3次。

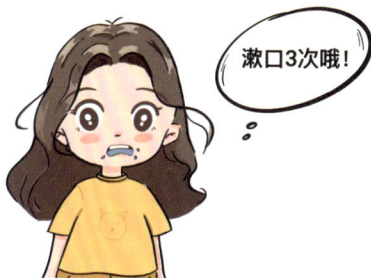

漱口3次哦!

慢阻肺患者每次肺部症状加重(感冒、感染、肺炎等)都有可能导致肺功能下降,且这个过程是不可逆的,患者的通气功能会越来越差,最终危及生命。

通过规范、有效的吸入治疗,可以延缓慢阻肺进展,提高患者的生活质量。对于慢阻肺,重要的是长期规范化治疗。

"肺系生命,刻不容缓!"希望通过科普宣传活动,让更多的人了解慢阻肺,使慢阻肺患者正确认识到吸入治疗是一线基础治疗,并能正确使用吸入装置,从而提高治疗的依从性和有效性,减少不良反应的发生,最大限度地控制病情发展。

专业术语解释

慢性阻塞性肺疾病(chronic obstructive pulmonary disease,COPD),简称慢阻肺,是一种异质性肺部疾病,其特征是由气道异常(气管炎、支气管炎)和(或)肺泡异常(肺气肿)导致持续性、进行性的气流阻塞,从而引起慢性呼吸道症状,如呼吸困难、咳嗽、咳痰和(或)病情加重等。

风险因素:导致慢阻肺的主要环境暴露有吸烟,以及吸入室内和室外污染空气中的有毒颗粒和气体,其他环境和宿主因素(包括肺部发育异常和肺部加速衰老等)也可能导致慢阻肺。

临床表现:慢阻肺患者通常主诉呼吸困难、喘息、胸闷、乏力、活动受限和(或)咳嗽,伴或不伴痰液分泌,并可能出现以呼吸道症状加重为特征的急性事件,称为病情加重,影响患者健康和预后,需要采取特定的预防和治疗措施。

供稿 刘芳琳
插画 邹伟君

不能不知道的"肺"腑之言

专家导读

　　吸入治疗是慢性阻塞性肺疾病(简称慢阻肺)等慢性呼吸道疾病的一线基础疗法,已被人们广泛接受,目前已有许多吸入制剂可供临床选用。然而,在临床实践过程中普遍存在吸入制剂的个体化选用方案及其使用方法不正确的现象,这在很大程度上影响治疗效果,也造成医疗资源的浪费。因此,为患者选择合适的吸入制剂并教会患者正确使用吸入装置是药师需要掌握的一项重要技能。下文以氟替美维吸入粉雾剂为例,讲述正确的使用方法以及注意事项。

(导读专家:王刚)

　　慢阻肺是一种以慢性呼吸道症状和气流阻塞为主要特征的肺部疾病,患者不仅呼吸困难,而且往往伴随着咳嗽咳痰、胸闷喘息、易疲劳、体重下降等症状。流行病学调查结果显示,全球目前约有3.84亿名慢阻肺患者,并且这个数据仍在持续增加。

　　吸入装置由支气管扩张剂、吸入用糖皮质激素以及两者的复方制剂制成。慢阻肺的气流受限症状可使用吸入装置进行治疗。令人遗憾的是,2/3以上的患者在使用吸入装置时至少会犯一个错误,而吸入装置使用不当与症状控制不佳显著相关。因此,当选择吸入方式进行治疗时,必须重视吸入技术的宣教和培训。下面让我们通过一个小小的故事来了解慢阻肺患者的用药经历。

　　咳咳咳——咳咳咳——(患者张大妈缓缓走向药物咨询窗口)

　　张大妈:"医生啊。"

　　李药师:"阿姨您好! 有什么事情吗?"

　　张大妈:"你们这个药是真的没用啊。上次来你们这边开了这两个药

（沙美特罗替卡松粉吸入剂、塞托溴铵粉雾剂），一个叫我一天吸一次，另一个又是一天吸两次。这让我们老年人怎么记得住啊。还有，这个药到底吸进去了还是没吸进去，这心里都没底的呀！"（张大妈情绪逐渐激动，语速加快，出现胸闷、气闭的症状）

李药师："阿姨，您别着急，您说的问题，我们已经了解了。同时使用两个吸入装置，确实很容易让人混淆和使用错误。我们现在就联系一下您的主治医生，跟他(她)沟通一下您的用药情况。"

（此时，付药师打电话联系医生）

付药师："阿姨，我已经和曹医生联系过了，麻烦您再回一趟301诊室。"

医生重新评估后，给张阿姨开了新药——氟替美维吸入粉雾剂。张阿姨取好药品后再次回到药物咨询窗口。

张阿姨："医生又给我开了这个药，这个药和之前那些药有什么不一样嘞？"

付药师："阿姨，这个药是治疗慢阻肺的三联制剂，相当于原来用的三个药都在同一个装置里了，不需要区分谁先谁后，一天用一次就可以了。"

张阿姨："一天一次啊？那这个方便，我用这个药的时候还需要注意些什么呢？"

李药师："您还需要注意生活方式的调整，比如均衡饮食、适当运动、保持愉快的心情，这样对您的病情也是有很大帮助的。"

付药师："阿姨，药选对了，怎么用也很重要。装置使用不规范也可能导致治疗效果不佳，请仔细阅读我们提供的使用介绍哟！"

氟替美维吸入粉雾剂使用方法和注意事项

氟替美维吸入粉雾剂具有抗炎及长效支气管扩张的作用，适用于慢阻肺的长期维持治疗。

使用方法如下：第一步，检查药品有效期，清洁双手。第二步，装药，将瓶盖向下推动到底，听到"咔嗒"声即完成装药。此时，装置上的数字应下降一位。第三步，呼气，尽可能地深呼气将气排空。注意不要对着吸嘴吐气。第四步，吸入药物，举起装好药品的吸入装置，双唇完全包裹住吸嘴，保持头部垂直，平稳深吸气，使用过程中不要用手指堵住通气孔。第五步，屏气，离开吸嘴后屏气3～4秒，然后慢慢呼气，恢复正常呼吸。第六步，清洁和漱口，用干纸巾擦拭吸嘴后，向上滑动瓶盖直至完全盖住吸嘴；吸药后要用清水漱口3次，请勿将水吞下。

　　需要注意的事项：①任何时候均不能摇晃装置。②首次打开装置后最多使用6周，超过6周或计数为零时不能继续使用。③为了避免药物损失，请不要随意打开盖子。④即使正确使用装置，仍有可能感受不到药物，这是正常现象，无须吸第二次。

　　长期规范的吸入用药是稳定期慢阻肺患者的治疗核心。随着药师工作职能的转变，越来越多的药师也参与临床一线工作，为患者提供优质的药学服务。在慢病管理方面，药师的作用正逐步显现。

供稿　宋佳文

"活化石"银杏究竟是毒还是宝？

专家导读

　　下文提到的市民朋友因体检血脂偏高，听说"银杏有降血脂作用"，便采拾了大量银杏果食用，结果不慎中毒。我们知道，银杏果固然具有药用价值，但需经过炮制加工方可使用。《本草纲目》记载："白果熟食温肺益气、定喘咳、缩小便、止白浊。"现代药理学研究证实，银杏降血脂的效果主要来自银杏叶提取物中的银杏黄酮和银杏内酯，而生食银杏果或银杏叶泡茶都有潜在毒性。通过下文，希望读者可以了解银杏的药用知识，从而科学地享受银杏给我们带来的健康益处。

（导读专家：王建平）

　　"满地翻黄银杏叶，忽惊天地告成功。"在满城银杏飘舞的季节，暖阳下金黄色的银杏叶把秋天点缀得格外生动。绚烂的秋景引来无数行人驻足观赏，也引来很多老年人提着袋子捡拾路边的银杏叶和银杏果。

　　市民余阿姨以往每到这个季节总喜欢吃上几颗白果——银杏果。近日，她的体检报告提示血脂偏高。听说银杏果可以降血脂，余阿姨便一口气吃下近一斤（500克）的银杏果。当天晚上，她就出现了恶心、呕吐和抽搐等情况，被家人紧急送医。急诊科医生在得知患者有食用大量银杏果的情况后，立即按照食物中毒的流程给予洗胃、补液等对症处理。考虑到银杏果中毒的严重性，遂将余阿姨收入重症监护室。经过两次血液灌流处理，余阿姨的病情趋于稳定，各项指标也逐渐好转，几日后终于康复出院了。

　　银杏叶和银杏果用好了是宝，但用不好就是"毒"啊。这可不是小事儿，下面就给大家科普一下咱们身边的"活化石"——银杏。

银杏神秘的身份——来自恐龙时代

银杏树又名公孙树、鸭掌树、鸭脚树、鸭脚子等,是我国古老的树种之一。它是神奇的医疗之树,最早出现于3.45亿年前的石炭纪,是地球上最繁盛的植物之一。地球生命历经千亿年的变动,尤其在第四世纪冰川覆盖之后,只有银杏仍保持它原始的面貌,在生物演化史上被称为"世界第一活化石""植物界的大熊猫"。

银杏神奇的药用价值

银杏不但有很高的观赏价值,而且它的叶子、果实、种子均有较高的药用价值。《中华人民共和国药典(2020版)》对银杏叶、银杏叶提取物、银杏叶口服液、银杏叶片、银杏叶软胶囊、银杏叶胶囊和银杏叶滴丸做了相关规定。下面,我们就来认识一下银杏。

1.保护肝脏作用

银杏果含有钙、磷、铁、钾、镁等微量矿物元素,这些成分能促进血液循环与新陈代谢,预防肝内脂肪蓄积,滋补肝脏。

2.抑菌杀菌抗病毒

银杏果中的银杏酸和银杏酚具有明显的抑菌和杀菌作用,可以杀死部分病毒,可用于辅助治疗呼吸系统感染性疾病。

3.治疗脑功能类疾病,对神经具有保护作用

银杏果含有苦内酯,其具有抗血小板聚集、抗血栓、防治动脉粥样硬化的作用,所以银杏果能有效防治脑血栓、脑功能退化、老年性痴呆等脑功能类疾病。此外,银杏果还可通过调节、促进脑源性神经营养因子分泌,改善中枢神经的能量代谢,促进血管新生,减少神经炎症及氧化损伤,从而改善认知功能障碍,发挥抗抑郁作用。临床上,其对缺血、代谢紊乱等引起的耳聋、耳鸣也有明显的改善作用。

4.防治高血压、高血脂

银杏叶中的黄酮类化合物具有保护毛细血管通透性、扩张冠状动脉、恢复动脉血管弹性的作用,从而降低血压,达到治疗高血压的效果。此

外，还有降低血脂水平、改善血脂构成、促进胆固醇代谢等作用。

5. 美容养颜

银杏叶中的黄酮苷、氨基酸可以合成胶原蛋白，抑制黑色素生成，保持皮肤光泽与弹性。同时，可以改善肌肤微循环，不但可以防止肌肤干黄，而且可以使肌肤粉嫩透白。

银杏可怕的毒性

银杏虽然全身是宝，但是将捡回来的银杏叶泡水并不能获得有效的成分。银杏叶中的黄酮苷类和萜内酯类在水中的溶解度很小，在有机溶剂中才会溶解。而银杏叶中的毒性成分银杏酸在水中的溶解度很大，所以将银杏叶直接泡水，只会得到一杯"毒水"。如果大量饮用，会造成面色潮红、大汗淋漓、口唇麻木、头晕等中毒反应。

银杏果含有氢氰酸，这是一种剧毒物质，一般以银杏果绿色的胚部毒性最强，过量食用可引发呼吸衰竭。银杏果必须熟食或制成蜜饯才能食用。

在日常生活中，我们食用银杏时需要注意：①要降压或者活化血管等，应选用银杏叶制剂。②银杏果在食用前应去壳、去皮、去胚芽，并且煮熟后吃，切不可生吃，并且严格控制银杏果的食用数量。

哪些人群慎用或禁用银杏

1. 癫痫患者切勿食用银杏。银杏中含有的银杏毒素会诱发癫痫。
2. 有出血症状的患者禁用。
3. 孕妇不要食用银杏果，银杏果会增加出血的风险。
4. 准备手术的患者，术前2周不要食用银杏。
5. 银杏可能影响糖尿病病情，食用银杏果后建议密切监测血糖水平。
6. 儿童忌食，因为儿童的解毒能力弱，神经系统及肾功能发育不完善，较成年人更易中毒。

万一中毒了,怎么办?

银杏中毒后,由于中毒程度不同,中毒症状也会有所差异,轻者可能仅有头晕、恶心等表现,重者可有意识改变。中毒后需及时就医,采用催吐、洗胃等方法处理。

最后提醒大家,是药三分毒,任何药物都要经医生开处方并正确地使用。希望大家合理、正确使用银杏这个来自恐龙时代的"活化石"。

➕ 专业术语解释

溶解度:在一定温度下,100克溶剂中最多能溶解的某种物质的质量,称为这种物质的溶解度。

氢氰酸:又称甲腈、氰化氢,有剧毒,可以抑制呼吸酶活性,造成细胞内窒息。银杏果果仁中含有微量氰苷。氰苷在胃内酸性环境下,在水解酶作用下释放氢氰酸,从而引起中毒。

呼吸衰竭:指各种因素引起的肺通气和(或)换气功能严重障碍,静息状态下亦不能维持足够的气体交换,导致低氧血症伴或不伴高碳酸血症,进而引起一系列病理生理改变和相应临床表现的综合征。氰苷中的氰离子能与组织中的细胞色素及细胞色素氧化酶的三价铁结合,使其失去传递电子的作用,从而发生细胞内窒息,组织从有氧代谢转为无氧代谢,使乳酸和无机酸增加,而糖原及三磷酸腺苷减少,患者出现呼吸衰竭。

供稿　周岳娟

治病的"石头"——蒙脱石散

专家导读

急性或慢性腹泻是临床常见的一种消化道疾病。下文介绍了一种临床常用的治疗急、慢性腹泻的非处方药:蒙脱石散。蒙脱石散的主要用途为止泻,其具有吸附病原体和保护肠道黏膜的作用,一般用于成年人及儿童急、慢性腹泻的对症治疗,还可用于食管、胃、十二指肠疾病引起的相关疼痛症状的辅助治疗。合理使用蒙脱石散具有重要意义,使用时应遵循医生的建议和用药指南,确保用药的准确性和安全性。

(导读专家:王临润)

双腿无力,昏昏沉沉,腹部翻江倒海,还时不时隐隐作痛……是饮食不干净,或感染了病毒,还是乳糖不耐受而导致腹泻?

下面给大家介绍一种用石头制成的药品——蒙脱石散。有人可能很惊讶,石头也能治病?没错。

蒙脱石是一种硅酸盐晶体,晶体呈层纹状,具有独特的三明治结构。蒙脱石进入人体后,就像粉刷工一样,在消化道黏膜上覆盖一层蒙脱石漆,从而形成保护膜,吸附和固定毒素,改善细胞吸收和分泌的功能。3克蒙脱石散与水混合后服下,可均匀覆盖整个肠腔表面并维持6小时。对于腹泻患者,快速止泻可以减轻身体的不适感,预防由腹泻引起的脱水等并发症。

蒙脱石散作为治疗饮食不洁、腹部受凉、细菌或病毒感染导致腹泻的药品,还有一个最大的特点——相对安全。因为蒙脱石不进入血液,不会影响肝肾功能,不会影响胎儿生长发育,也不会进入乳汁中,所以不管是成年人、儿童,还是妊娠期妇女、哺乳期妇女、老年人,都可以使用。

然而,安全用药有很多注意事项。如果错误使用药物,那么不仅会影响药效,延误治疗,而且可能引起严重的不良反应。

联合用药注意事项

1.蒙脱石散与抗菌药物联用时,要先服用抗菌药物,并且至少间隔2小时。诺氟沙星、左氧氟沙星等沙星类药物是治疗细菌性腹泻的常用抗菌药物,在与蒙脱石散联用时,需要先服用沙星类药物,间隔1~2小时后再服用蒙脱石散,避免沙星类药物被吸附而导致药效降低。

2.蒙脱石散与小檗碱、庆大霉素、万古霉素联用时,至少间隔6小时。蒙脱石散对小檗碱的吸附率高达97%,对庆大霉素的吸附率约为60%。小檗碱和庆大霉素口服后较少被肠道吸收,大多停留于胃肠道而发挥局部抗菌作用。因此,当蒙脱石散与小檗碱、庆大霉素联用时,至少间隔6小时。同理,口服万古霉素治疗难辨梭状芽孢杆菌所致的假膜性肠炎,也应与蒙脱石散至少间隔6小时。

3.蒙脱石散与益生菌联用,至少间隔2小时。蒙脱石散可吸附胃肠道内的细菌、病毒,之后服用益生菌制剂能更好地改善菌群紊乱,两药服用至少间隔2小时。

4.蒙脱石散与抗菌药物、益生菌制剂联合使用,可先服用抗菌药物,然后服用蒙脱石散,最后服用益生菌制剂,每两种药物服用至少间隔2小时。

错误的使用方法

1.水太少

有些人直接将蒙脱石散倒入口中,然后饮一口水吞服;有些家长为了方便患儿服药,用极少量水溶解药物。但这样都不能使蒙脱石散充分溶解,反而会沉积于口腔和咽喉部,一旦遇水膨胀,可能造成吞咽困难甚至窒息。因此,要用足量的温水将蒙脱石散溶解、搅拌均匀并及时服用。一包3克的蒙脱石散一般需要50毫升的温水溶解。

2.餐后服用

大多数口服药物在餐后服用，而蒙脱石散在餐前2小时服用最佳。同时，蒙脱石散服用后2小时内禁饮禁食，目的是避免与食物发生黏附而影响药物发挥作用，而空腹服用有利于蒙脱石散充分固定和吸附毒素。

3.服用剂量越大越好

有位患者因为腹泻，自行在短时间内服用大量蒙脱石散，致腹痛难忍而到医院就诊。CT显示结肠内有大量高密度粪石堆积。蒙脱石散单次剂量过大、服药间隔时间过短、用药持续时间过长等均会引起不良反应，包括便秘、肛裂、不完全性肠梗阻等。有研究显示，制备蒙脱石散时可能混入杂质方英石，其是致癌物质，该物质在体内蓄积是腹痛发生的主要原因。因此，应严格按照医嘱服用蒙脱石散。服药期间如果腹泻症状得到改善，大便变稠，即可停药。

用法、用量

将一袋3克的蒙脱石散倒入50毫升温水中，搅拌均匀后及时服用。

（1）儿童：＜1岁，每日1袋；1～2岁，每日1～2袋；＞2岁，每日2～3袋。均分3次服用，或遵医嘱。

（2）成年人：一次1袋，每日3次。

（3）急性腹泻患者服用本品治疗时，首次剂量加倍。

最后提醒大家：合理使用蒙脱石散具有重要意义。使用蒙脱石散时，应严格遵循医生的建议和用药指南，确保用药的准确性和安全性。

专业术语解释

细菌感染性腹泻：广义上是指由各种细菌引起的，以腹泻为主要表现的常见肠道传染病。临床表现以胃肠道症状为主，轻重不一，多为自限性，但少数可发生严重并发症，甚至导致死亡。

难辨梭状芽孢杆菌：又称艰难梭菌，属厌氧性细菌，一般寄生在人体肠道内。

肠梗阻:指内容物通过肠道时受阻。

不完全性肠梗阻:指肠道还没有被完全阻塞,仍有部分食物、水、气体通过。

方英石:为二氧化硅的矿物多形体,具有致癌性。国际癌症研究机构(International Agency for Research on Cancer,IARC)在1996年10月宣布,已有充足的证据证明职业暴露吸入的石英和方石英形式的结晶二氧化硅为人类致癌物。2005年,德国将方英石的致癌类别定为Ⅰ类。

供稿　朱　超

胃肠镜检查不可怕，只"药"知道这些事

专家导读

　　胃肠镜检查是目前筛查诊断胃肠道器质性病变的主要方法，而检查前的用药准备相对烦琐。正确用药对检查的准确性有着重要的影响。下文介绍了胃肠镜检查所用药物的作用和使用方法，包括使用祛泡剂的原因、局麻药的作用、肠道清洁剂的服用方法等。此外，还解答了麻醉药是否会致人痴呆，以及长期使用的药物在检查期间是否需要停服等问题，为胃肠镜检查患者提供了用药指导。

（导读专家：方罗）

　　现代社会节奏加快，年轻人普遍开启倍速生活，作息往往不规律，日常饮食常靠外卖快餐解决。这种不健康的生活方式给胃肠道造成了许多不良影响。胃肠镜检查是临床诊断消化道疾病的"金标准"。我国是消化道肿瘤高发国家之一。40岁以上健康人群定期进行胃肠镜检查，有利于早期癌症的及早发现和及时干预，提高患者生存率。然而，有部分市民谈"镜"色变，一联想到那个画面就心存恐惧。其实，胃肠镜检查有很多辅助用药，可以很好地提高检查效率和舒适度。下面就向大家介绍胃肠镜用药。

胃肠镜检查前需要使用哪些药物？

1. 祛泡剂

　　祛泡剂有二甲硅油、西甲硅油等。胃肠镜检查时，附着在黏膜上的泡沫会影响对消化道黏膜及病灶的观察。而祛泡剂可直接作用于气泡的表面，降低其表面张力，使气泡破裂释放，最后通过肠道蠕动排出，从而提高胃肠镜检查的清晰度，缩短检查时间。一般在胃镜检查前半小时加50毫

升温开水服用。肠镜检查时,与最后服用的250毫升复方聚乙二醇电解质一起服用。

2.局麻药

利多卡因胶浆或达克罗宁胶浆属于口服局部麻醉药,主要用于喉头麻醉和润滑,减轻胃镜纤维软管进入时对咽喉、食管的刺激,避免引起恶心、反呕,同时去除腔道内的泡沫。一般在胃镜检查前15分钟含于咽喉部,片刻后缓慢吞下。

3.清肠泻药

胃镜检查前必须空腹6～8小时,不需要清肠;肠镜检查需要清肠。

在我国,聚乙二醇电解质散是目前广泛使用的一种肠道准备清洁剂。作为容积型泻药,其通过排空大量消化液来清洗肠道,但不影响肠道的吸收和分泌,故不会导致水、电解质紊乱。此外,聚乙二醇电解质散也是孕妇和婴幼儿肠道准备的首选用药。那么,具体如何服用呢?下面以3升的方案为例做一介绍。

方法一:分2次服用,适合所有人群,尤其是儿童、老年人。检查前一天晚上7:00,将1盒复方聚乙二醇电解质散(Ⅰ)全部溶解于1000毫升温开水中,1小时内饮完。检查前4～6小时(无痛检查提前6小时),将2盒复方聚乙二醇电解质散(Ⅰ)全部溶解于2000毫升温开水中,每15分钟服用250毫升,2小时内饮完。如有二甲硅油,在服用最后的250毫升复方聚乙二醇电解质散(Ⅰ)溶液时,将二甲硅油放入一起服用。

方法二:一次性饮完,适合青壮年。检查前4～6小时(无痛检查提前6小时),将3盒复方聚乙二醇电解质散(Ⅰ)全部溶解于3000毫升温开水中,每15分钟饮250毫升,3小时内饮完。如有二甲硅油,在服用最后的250毫升时,将二甲硅油放入一起服用。

4.其他辅助泻药

对于慢性便秘患者,可酌情采用联合用药的方式提高肠道准备效果,不推荐常规使用莫沙必利、伊托必利等增强胃肠动力药,可适当口服乳果糖或番泻叶、蓖麻油,联合聚乙二醇使用。

聚乙二醇电解质散喝到吐？如何轻松口服泻药？

聚乙二醇电解质散含有氯化钠、氯化钾，溶解后口味欠佳，且味咸易呕，加之液体量大，可能造成部分患者难以下咽，导致肠道准备不充分。《结肠镜检查肠道准备专家共识意见（2023）》推荐意见指出，搭配运动饮料调节清肠剂口味，可改善患者依从性，提高肠道准备质量。对于清肠药物服用困难者，建议减少每次服用量，一小口一小口地慢慢服用，同时饮用少量透明运动饮料或者嚼口香糖等，增加口感。在服药过程中，若出现过敏、电解质紊乱、脱水等情况，应即刻就医。

睡一觉就能完成胃肠镜检查？无痛全麻药会致人痴呆吗？

普通胃肠镜（有痛）检查是在受检者清醒、有意识状态下操作的，可能引起恶心、呕吐、腹痛等反应，同时内镜可能损伤黏膜，引起出血。不能耐受者可选择无痛胃肠镜检查。

无痛胃肠镜检查时，麻醉医生先进行评估，根据受检者的体重、体质确定用药剂量。实施全麻后，受检者在"睡梦"中即可完成检查。无痛胃肠镜检查具有无痛、时间短、精确、可微创治疗等优点。丙泊酚是一种常用的全麻药，属于烷基酚类的短效静脉麻醉药。该药起效快、作用时间短，静脉注射后可迅速分布至全身，30秒左右即可使受检者进入睡眠状态，维持时间约20分钟。丙泊酚分解代谢快，受检者苏醒迅速，不会造成蓄积，且无后遗症。研究显示，无痛胃肠镜检查对认知障碍的影响是偶发的、一过性的，安全、有效，不会影响记忆力和智商。

长期使用的药物需要停用吗？

有特殊病史及心脏病、肝硬化病史者在胃肠镜检查前应主动告知医生。高血压患者可以常规服用降压药；糖尿病患者在检查当日暂停服用降血糖药；服用铁制剂（如硫酸亚铁、多糖铁等）的患者，检查前至少停用铁制剂3天。长期口服阿司匹林、氯吡格雷、华法林、利伐沙班、达比加群酯等抗凝药物者，应事先告知医生，并由专科医生评估操作中的出血风险和停药期间血栓栓塞事件发生的可能性,决定是否停药以及停药时间。

在胃肠镜检查前,与医生充分沟通,由医生评估获益与风险,制定个性化方案。受检者只要遵医嘱做好充足准备、放松心情,就能顺利地完成胃肠镜检查。

供稿　陈莉飞

"硝"除危险，"油"我守护

专家导读

    1847年，意大利化学家索布罗雷（Ascanio Sobrero）在实验中无意间合成了硝酸甘油。最初，硝酸甘油并未用于治疗疾病；几十年后，硝酸甘油才逐渐用于治疗心绞痛。目前，硝酸甘油片是一种常用的缓解心绞痛急性发作的急救药。供药用的硝酸甘油可加工成片剂，但其在室温下易变为黏稠的液体，所以要妥善保存。因为急救药物要求起效快，所以硝酸甘油使用时要含在舌下，必要时可重复使用，但要防止过量。下文主要介绍硝酸甘油的相关知识。

（导读专家：林观样）

    硝酸甘油在大多情况下被认为是心绞痛的"神药"，效果好，心绞痛急性发时作为首选。然而，如果应用不当，可能造成症状加重。

    您的家庭备用药中是否有硝酸甘油？您是否会正确使用硝酸甘油？

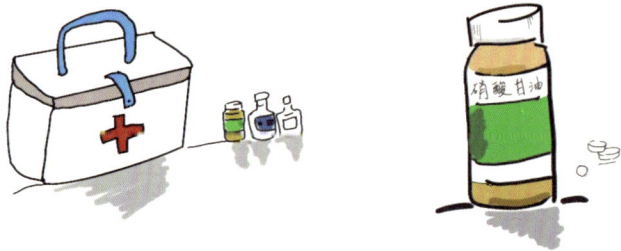

案例分析

    有位大爷突感胸闷不适，连忙让老伴取出大半年前配的备用药——硝酸甘油片。他立刻取出两片药片，站立着，就着水服了下去。然后，老伴让大爷躺下休息。但过了一会儿，大爷感觉仍不舒服,症状还未减轻。于是,老伴又取了3片硝酸甘油片让大爷服下。可是,大爷出现大汗淋漓、呼吸困难的症状,吓得老伴立刻拨打了120急救电话。幸亏送医治疗及时,这才挽救了大爷的性命。

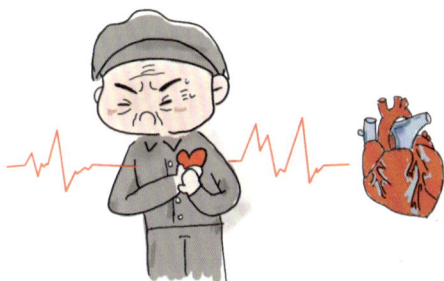

　　而这不禁让人反思,救命药怎么差点就变成"毒药"了呢?这小小的一片药藏着怎样的大乾坤?

保质期

　　未开封的硝酸甘油保质期一般在24个月;开封后,药物的有效期一般为6个月;但硝酸甘油受温度、湿度、光照的影响,3个月可能就失效了。每次使用后都要将瓶盖拧紧,以保证药效不会折损。因此,案例中大爷大半年前配的硝酸甘油片可能已经失效。

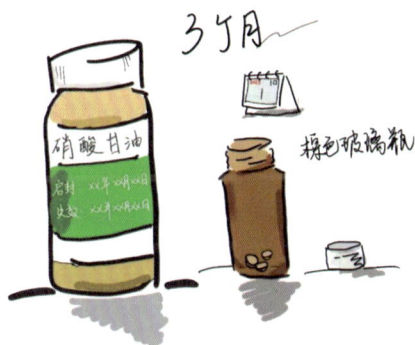

　　那么,我们该如何使用硝酸甘油片呢?

　　硝酸甘油片一旦开封,应封装保存在密闭的棕色小玻璃瓶内,同时瓶身上应记录开封时间。每次取药应快、准、狠,取药后立即拧紧药瓶。开封后的药品可以放在冰箱冷藏室保存。

口服和服药姿势

　　硝酸甘油不能直接口服,因为口服无效。

硝酸甘油该如何服用？

硝酸甘油应舌下含服，吸收率在80%左右，一般2～3分钟起效，5分钟达到最大效果。

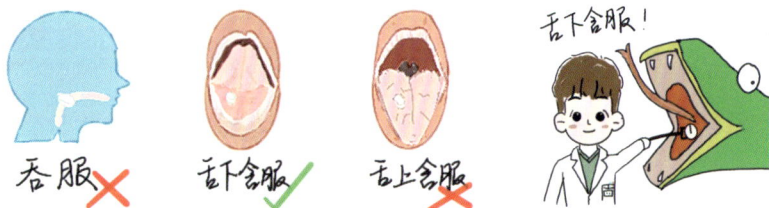

服用硝酸甘油时还需要保持特定的姿势，是躺下、仰卧，还是坐着？

坐位或者半卧位服用硝酸甘油比较好，其他姿势都不适合。因为硝酸甘油能扩张外周静脉，导致回心血量减少，脑部血供可能不足，使用小剂量的硝酸甘油就可能导致低血压，站立服用可能易致晕倒，而平卧位服用则会增加心脏的负担。

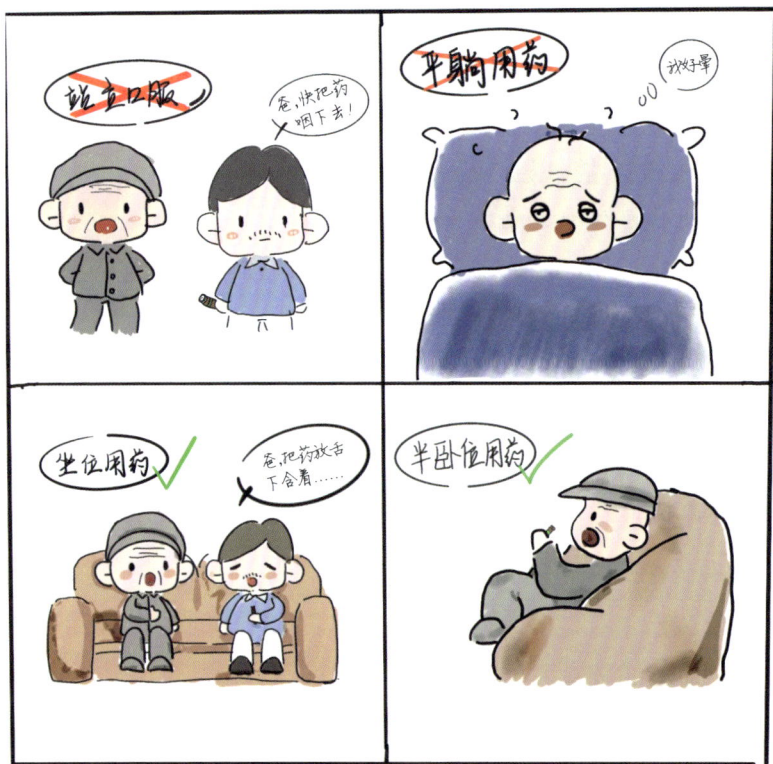

剂　量

有些患者认为医嘱或药品说明书中的用法用量为每次服 1 片，如果服 2 片，那么一定起效更快、效果更好，甚至出现服用 3 片、4 片……的情况。

这样服药，真的没事吗？

舌下含服硝酸甘油起效很快，5 分钟就能达到最大效果，故无须过量服用。是药三分毒，药品都可能引发不良反应，过量服用可导致严重低血压、黑矇等情况。

一旦发生心绞痛，成年人一次含服半片至 1 片；若 5 分钟内不缓解，可含服第 2 片；若 5 分钟内仍未缓解，则含服第 3 片；若仍不能缓解心绞痛，则立即就医。

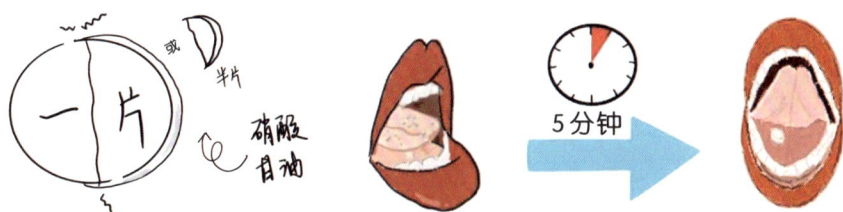

饮　水

在服用硝酸甘油时，如果同时大量饮水，那么可能在饮水过程中将舌下含片冲入胃肠道，从而大大影响效果。此外，硝酸甘油会经肝脏代谢，而导致只有 8% 的药物被吸收，也就无法发挥急救作用。

不能饮水吗？

如果实在口渴难忍，可以在药物完全含化后，饮少量水滋润口腔。

携带方式

很多患者知道心绞痛通常会急性发作，故常会随身携带硝酸甘油片，以备不时之需。

备着的药品如何保存呢？

硝酸甘油片的物理化学性质很不稳定，既怕光又怕热，还易受潮，所以其储藏条件是避光、密封，置于阴凉处（不超过20℃）。为了防止意外发生，部分老年人会贴身携带硝酸甘油片，但这种方法可能影响药品的有效期。有研究发现，我们穿着的衣服口袋内的温度比环境温度高，温度越高，硝酸甘油含量会显著减少，有效期也会明显缩短。

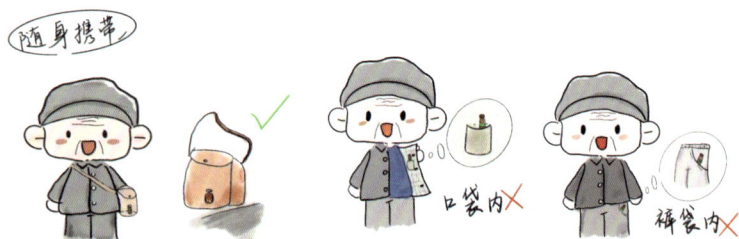

因此，通常需要使用棕色的小玻璃药瓶盛装硝酸甘油片，可随身携带，但不能贴身携带！

小细节

还有一些小细节大家需要关注。

硝酸甘油药品通常含有干燥剂，开瓶后应及时取出；此外也不能使用棉花堵住瓶口，因为硝酸甘油易挥发，会被棉花吸附。

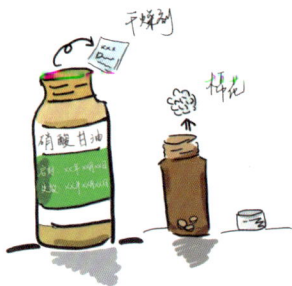

硝酸甘油这么容易失效，我们该如何判断呢？

正常情况下，含服硝酸甘油时会有微微的灼烧感或刺痛感；如果没有这种灼烧感或刺痛感，那么说明药品可能已经失效了。

温馨提示,不是所有情况都能使用硝酸甘油。

严重低血压,日常血压低于90/60mmHg

肥厚性梗阻性心肌病

闭角性青光眼

24小时内服用西地那非

严重心动过缓或者心动过速

脑出血、颅内压增高

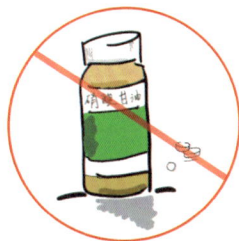

例如,低血压患者要谨慎服用硝酸甘油,因为它有一定的降压作用。又如,肥厚梗阻性心肌病,或者严重主动脉狭窄导致的心肌缺血,或者心绞痛患者服用硝酸甘油,会使病情加重,导致心肌缺血加重,甚至猝死。

总　结

这么小小的一片药,它有那么多的特质和"脾气",使用过程中还容易出现种种差错。

在此,药师送一首口诀给大家:

硝酸甘油救命药,舌下含服直入血。

半卧坐位皆可以,含化之前别喝水。

一次连三隔五分,剂量过大有预兆。

头痛心悸血压低,谨防低压易跌倒。

药期三月及时换,随身避光不贴身。

供稿　何建萍

插画　何建萍

益生菌，"肠"守护

专家导读

益生菌作为肠道健康的守护者，被制成多种产品，其中不乏热门的健康产品，但也常被误认为是"万能药"。

尽管益生菌有许多益处，但也绝非"万能药"，更无法取代健康的饮食习惯和良好的生活方式。

下文采用第一人称视角，详细介绍了益生菌的特性、功能和适用情境，生动地阐述了益生菌的多种作用，如减少腹泻、改善便秘、减轻乳糖不耐受症状、增强免疫力、改善消化不良等。同时，也提醒读者注意益生菌的局限性和使用时的注意事项，包括益生菌对温度、抗菌药物和空气的敏感性，以及特殊情况下如何正确使用等，旨在让读者更加全面和深入地认识益生菌，消除使用误区，从而正确、合理应用益生菌，促进肠道健康。

（导读专家：黄萍）

大家好，我叫益生菌。没错，我就是家喻户晓的"网红菌"。近年来，我的热度持续上升，大街小巷都有我的身影，从超市里的酸奶到药店里的药品，其中都有我的兄弟姐妹。

于是，很多人就把我当成了"万能药"。便秘、腹泻找我，湿疹也找我，甚至把我当作营养品每天吃。

所谓"网红菌"是非多，在享受各种声誉的同时，也免不了质疑的声音，有的人说我是"智商税"，一切名声都源于业界的吹捧和包装。

那么，真相到底是什么呢？我是"万能药"还是一无是处呢？下面我就真诚地向大家展现我自己。

我是谁？

您知道吗？人体肠道内定植着千"菌"万马，这些庞大的菌群分为三个阵营：维持健康的有益菌，捣乱的有害菌，"墙头草"的中性菌。

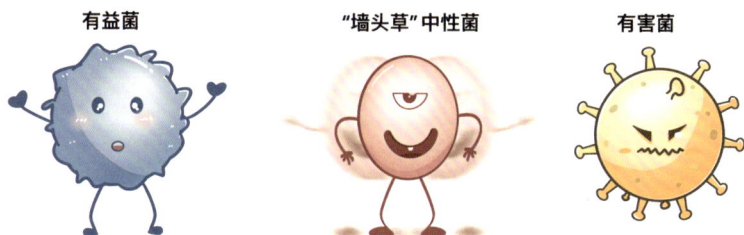

有益菌　　　　"墙头草"中性菌　　　　有害菌

我就是有益菌，是人类的好朋友。我的"死对头"——有害菌经常在肠道内搞破坏，产生有毒物质，引发各种肠道疾病。而我每天的任务就是和有害菌上演"菌群星球大战"。

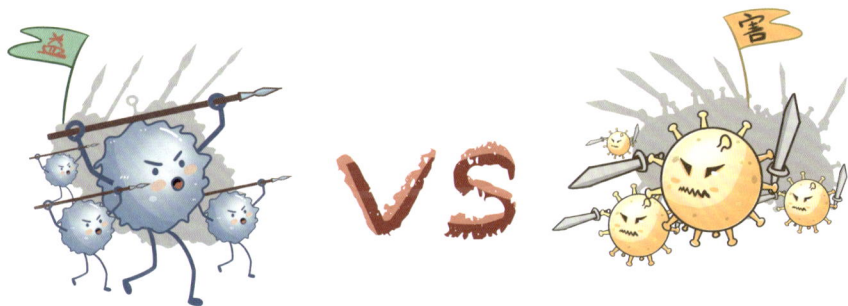

除了我和有害菌外，还有一个"两面派"——中性菌。和平的时候，它保持中立；如果我战败了，中性菌就会投靠有害菌，一起对付我。

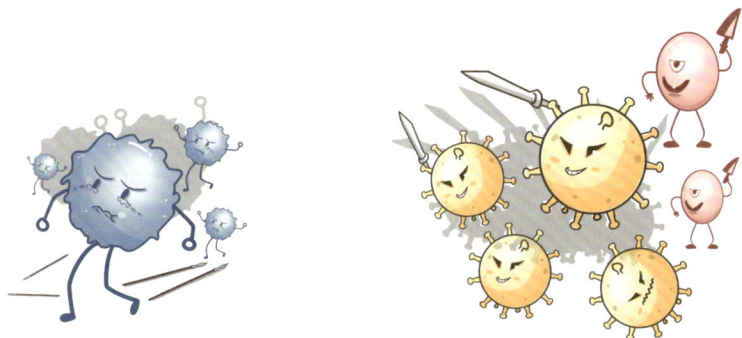

一旦有害菌占领了整个肠道，就会导致肠道出现一系列问题，比如腹泻、便秘、呕吐等。

这时，人体就需要请求外援——益生菌帮忙。我们都是英勇的战士，是肠道的守卫军。我们和有害菌展开殊死搏斗，与其竞争空间和资源，并切断它们的粮草，双管齐下，把它们赶出主人的身体，使肠道菌群恢复平衡，使肠道恢复健康。

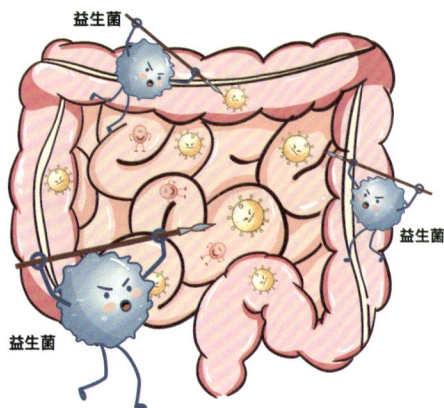

我有哪些特异功能？

虽然我小得微不足道，但我的功能却不容小觑，小小的身体蕴藏着大大的能量。

1.缓解腹泻

腹泻时，肠道内的正常菌群受到很大的破坏，致病菌就会乘虚而入，占据菌群主导地位，严重影响肠道健康。我可以通过分泌抑菌或杀菌物质来清除导致人体腹泻的病毒或细菌，从而缓解腹泻症状。

2.缓解便秘

我可以缩短粪便在肠道内的运输时间，提高肠道运动频率，促进肠道蠕动，改善排便的次数和粪便的黏稠度。同时，我可以抑制有害菌在肠道内繁殖，从而缓解排便的疼痛和困难。

3.改善乳糖不耐受

当人体缺少糖酶或乳糖不能被分解时，会出现特殊形式的消化不良，如腹泻、腹胀、肠绞痛等。此时就需要请我帮忙,我可以帮助人体分解乳糖,减轻乳糖不耐受症状,促进对食物中营养物质的吸收,从根本上改善肠道健康。

4.增强免疫力

人体肠道有着非常发达的免疫系统,我可以通过刺激肠道免疫系统,将肠道内环境的免疫活性调至正常状态,增强人体免疫力。

5.改善消化不良

我可以促进肠道消化酶的生成,帮助人体更好地消化食物,参与肠道营养物质的吸收。

我虽然强大但也有软肋

1.我怕热

作为人体肠道内的活菌,我最喜欢的温度接近人体温度,所以如果服用我,请用40℃以下的温水冲泡。如果温度过高,我就会衰亡,"出师未捷身先死",那您就真的白服用我了。

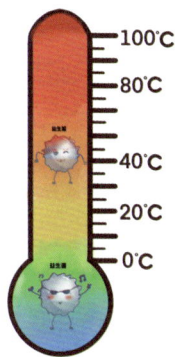

2.我怕抗菌药物

抗菌药物是"盲人杀手",所到之处菌群"涂炭",它可能会把我们全部消灭,在杀死有害细菌的同时也会把我杀死,所以一定要把我和抗菌药物分开服用,且间隔至少2小时。

3.我厌氧

本菌是傲娇的小菌,经不起等待哦,我需要现配现用,不要把我长时间暴露在空气中。一般情况下,作为药物的我会以粉末状形态"休眠",遇水我就会"活"过来。但是,空气中的氧气会趁机"干掉"我,所以在配好后要尽快服用,不然我的效果就会大打折扣。

4.我怕被吸附

有些特殊的药物,如蒙脱石散、铋剂、鞣剂、药用炭等,也不能和我一起服用,这些药物会吸附、抑制我,降低我的活性。

5. 我怕酸

我要经过严峻的考验——胃酸，才能到达战场。胃酸是一种腐蚀性很强的液体，我的大部分伙伴会在胃内"牺牲"，所以建议在餐后20分钟服用，这是因为食物可以中和大部分胃酸，使胃酸浓度降低，这样有利于我顺利到达肠道并发挥作用。因此，使用我时，要避开我的软肋，不然我就真成了"智商税"。

我虽然好处多但不要迷恋我

自我介绍到这里，您对我有所了解了吗？我可以帮助人体消化吸收营养物质，改善肠道问题，我是肠道健康的守护者，所以我并不是"智商税"。

虽然我好处多，但也不能滥用。如果我在人体内大量蓄积，就会引起新的菌群失衡，导致菌群大乱。因此，我也不是万能的，关键是改善饮食结构，养成健康的生活习惯，这才是最好的良药。科学、正确地服用我并配合合理饮食，多管齐下，才能更好地维护肠道健康。

供稿 俞佳益
插画 邹伟君

"睛睛有位，滴滴有方"——如何正确使用眼药水？

专家导读

　　眼药水是大众常用的一类药品，如何正确、科学地使用眼药水，对于药效的发挥是十分重要的。下文采用沉浸式科普手法，让患者与眼睛进行互动，让读者掌握眼药水规范使用的方法。作者结合临床实际场景和市民的困惑，讲解了两种眼药水联合使用的正确方法，并提出要关注眼药水启封后的有效期。在文末以一首打油诗诙谐地进行了概括式的总结，令人印象深刻。相信该科普文章能够有效帮助老百姓正确使用眼药水，并有助于眼科疾病的防治。

（导读专家：周权）

　　您使用过眼药水吗？

　　您觉得眼药水使用起来方便吗？

　　您是独立完成的眼药水使用吗？

　　您在使用眼药水时，会觉得嘴巴苦吗？

　　让我们一起来聊一聊在眼药水使用过程中会遇到哪些问题。

　　眼睛，可能是人在清醒时工作强度最大、工作时间最长的器官，所以它很容易疲劳甚至损伤，于是眼药水便成了家庭常备的一类药品。

　　在现代社会，人们使用电子产品越来越多，随之而来的是用眼强度也越来越高，使得眼药水的滴用也越来越常见。而人们对眼药水的使用方法大多是从电视、互联网"学到"的，较常见将眼药水直接滴在眼球上、一次性大剂量滴用等习惯误区。我们揭示这些误区，目的是让大家认识到眼药水是一种药品，要合理、规范地使用。

　　接下来，将由"眼睛明亮的小明"代表广大患者朋友参与游戏互动。

游戏开始

病眼："现在的我又红又痒，快给我上眼药水。"

小明直接往眼球上滴眼药水。

眼球："你干吗？"

小明："咋了？我说哥们，有病治病，不要逃避。"

眼球："角膜是我的脸面，很敏感的，好嘛，你直接往我脸上怼，不仅让我大受刺激，而且也吸收不了呀！眼药水的吸收率本来就不高，这样很浪费。"

小明："呃……"

眼睑："快来扒拉我，这里！"

小明："嗯？"

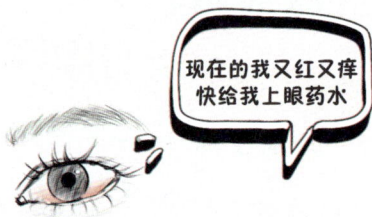

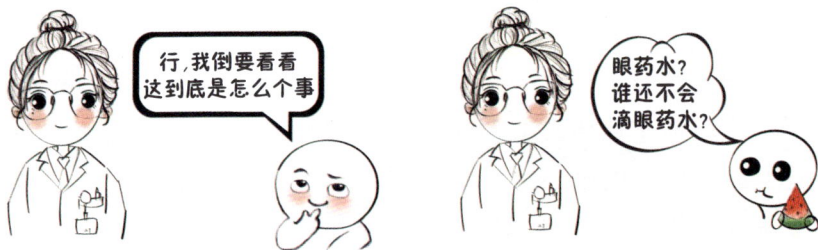

眼睑："胆子大一点，往下扒拉就好了，让结膜囊老兄出来透口气，它才是眼药水吸收的最佳位置。"

结膜囊："快快快，早吸收早治疗，助力眼睛早日脱离苦海。眼药水、眼药膏，统统往我嘴里塞，药到病除。"

小明："来了来了。"马上又拿起眼药水。

结膜囊："停！心急吃不了热豆腐，我需要消化，我胃口小，如果两种眼药水一起来,装都装不下,更别说吸收了,这都给浪费了。等5～10分钟,你就可以用下一种眼药水了。'细嚼慢咽'才是我的生活态度。"

　　小明:"行吧。"

　　5分钟后……

　　结膜囊:"来吧,有请下一位。"

　　小明:"得嘞。"

　　内眼角:"快!按住我。"

　　小明:"啊?"

　　结膜囊:"按住内眼角,可以防止眼药水流入鼻腔,你不按住内眼角,眼药水流入鼻腔又进入嘴巴里,滴个眼药水还让人家吃苦。"

　　小明:"原来如此,学到了。"

游戏结束

　　最后,我给大家做一总结:

　　1.使用眼药水前,先清洗双手,打开眼药水瓶盖,瓶盖朝上或者侧放。

　　2.抬头,用指腹轻拉下眼睑,露出结膜囊。

　　3.将眼药水滴入结膜囊,注意瓶口不要触碰到眼睛任何部位。

　　4.闭上眼睛,按住内眼角,防止眼药水流入鼻腔。

　　5.如需同时使用两种及以上眼药水,不同眼药水之间需要间隔5～10分钟;一般先使用眼药水,再使用眼药膏。

　　6.及时盖好瓶盖,眼药水开封后,有效期一般为4周,请仔细阅读药品说明书和按药师提醒在合适的条件下保存。

　　最后附赠一首打油诗,记住它,眼药水的用法就基本掌握了。

　　　　　　用药前,先净手。

　　　　　　盖朝上,微抬头。

　　　　　　指腹轻拉下眼睑,

　　　　　　眼药滴入结膜囊。

　　　　　　闭眼按压内眼角,

防止眼药入鼻腔。

若要多种一起用，

至少间隔5分钟，

先药水，再药膏。

开封之后留多久，

一般一月不出头。

希望通过以上讲解，大家都能注意到如何避免眼药水的使用误区，正确使用眼药水，爱护眼睛。

供稿 周 云

插画 周 云

知"更"知底,助眠更年期

专家导读

　　更年期是指女性卵巢功能开始下降,直至绝经后的一段时间。有些女性更年期持续时间很短,只有几个月;有些女性更年期持续时间很长,需要几年。更年期是每位女性必经的一个生理过程,约有96.6%的妇女因体内雌激素和孕激素波动性下降而出现更年期症状,并引起近期和远期的健康问题,甚至严重影响生活和工作。下文主要阐述了更年期助眠治疗的科普内容,包括助眠药的梳理、常见用药误区,以及中药、中医食疗、中医特色外治法等调理手段,为更年期妇女助眠治疗提供参考。

(导读专家:周华)

　　最近一段时间,女儿总觉得妈妈有点怪……

　　女儿:"妈妈,你最近怎么了?"

　　妈妈:"哎,最近白天没有精神,晚上老是睡不着,好烦啊!"

　　夜晚来临,妈妈又没睡好。

　　爸爸对孩子妈妈说:"你翻来覆去一晚上,我也跟着你熬了一个通宵,你到底怎么了?"

　　……

　　女儿翻阅各种文献,查询各类网站,最后选择了——药师门诊!

　　药师:"您妈妈可能是步入更年期了。更年期是指卵巢功能开始衰退直至绝经后的时期,是机体功能走向老年的过渡时期,伴有月经失调、潮热、易怒、失眠等系列症状。我们要正视更年期症状,而根据诊断后的医嘱服用助眠药,可以帮助您妈妈平稳度过这段特殊时期。"

助眠药分类

助眠药主要分三类。

1.巴比妥类

巴比妥类药物不良反应较大,有抑制呼吸等副作用,需严格遵医嘱服用。

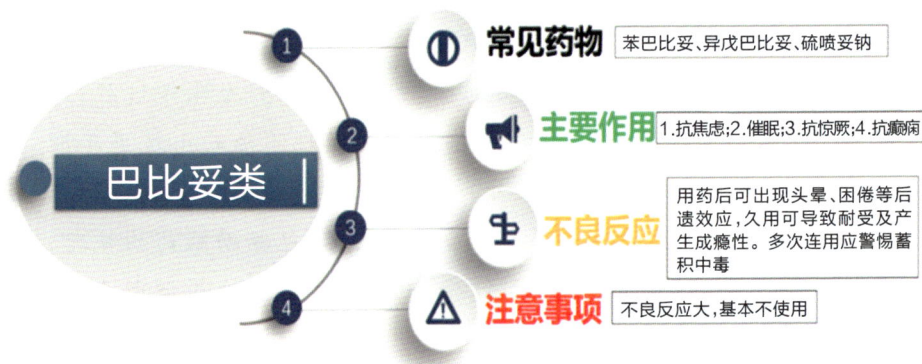

巴比妥类

① **常见药物** 苯巴比妥、异戊巴比妥、硫喷妥钠

② **主要作用** 1.抗焦虑;2.催眠;3.抗惊厥;4.抗癫痫

③ **不良反应** 用药后可出现头晕、困倦等后遗效应,久用可导致耐受及产生成瘾性。多次连用应警惕蓄积中毒

④ **注意事项** 不良反应大,基本不使用

2.苯二氮䓬类

苯二氮䓬类药物,俗称安定类药物,具有镇静、催眠、抗焦虑作用,并且有呼吸抑制、肌肉松弛、宿醉感等副作用,同样需严格遵医嘱使用。

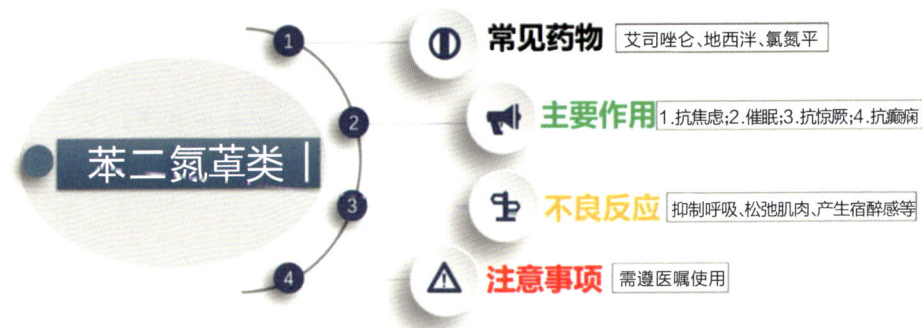

苯二氮䓬类

① **常见药物** 艾司唑仑、地西泮、氯氮平

② **主要作用** 1.抗焦虑;2.催眠;3.抗惊厥;4.抗癫痫

③ **不良反应** 抑制呼吸、松弛肌肉、产生宿醉感等

④ **注意事项** 需遵医嘱使用

3.非苯二氮䓬类

非苯二氮䓬类指唑吡坦等药物,这些药物耐受性、成瘾性较小,起效快,半衰期短,是目前治疗失眠较为推荐的药物。

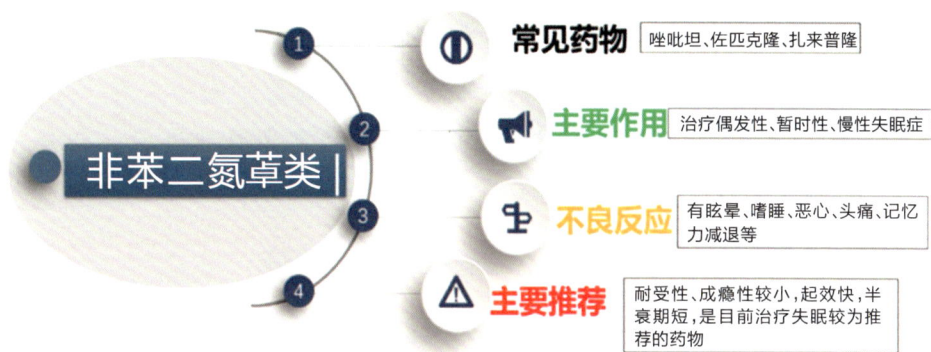

① 常见药物 唑吡坦、佐匹克隆、扎来普隆

非苯二氮䓬类

② 主要作用 治疗偶发性、暂时性、慢性失眠症

③ 不良反应 有眩晕、嗜睡、恶心、头痛、记忆力减退等

④ 主要推荐 耐受性、成瘾性较小，起效快，半衰期短，是目前治疗失眠较为推荐的药物

注意事项

上述药物使用时，需注意如下事项。

1.理论上，助眠药会产生依赖性，因此需根据具体情况确定使用时间和剂量。助眠药需遵医嘱正确服用。

2.长期、大剂量使用助眠药，特别是部分患者存在滥用、自行增大剂量的情况，这在一定程度上会影响认知。应在医生的指导下，短时间、正确使用助眠药，避免因药物蓄积而产生副作用，甚至引起痴呆。

3.根据个人体质进行辨证施治，通过中药、中医食疗、中医特色外治法等进行调理，可以有效改善失眠患者诸多症状。

专业词汇释义

更年期：围绝经期综合征又称更年期综合征，指妇女绝经前后出现性激素波动或减少所致的以自主神经系统功能紊乱为主，伴有神经心理症状的一组症候群。

镇静催眠药：能够引起镇静和近似生理睡眠的药物。其小剂量可产生镇静作用，较大剂量可产生催眠作用。

成瘾（药物依赖）性：指患者对药物产生生理依赖，与习惯性的根本区别在于停药后产生戒断症状。如长期服用助眠药的患者突然停药，可出现乏力、焦虑、恶心、呕吐、肌肉震颤等症状，严重的还会发生神志模糊。成瘾性和戒断症状是临床用药中的严重问题。因此，应遵照医嘱用药，不能擅自改变剂量或停药。

辨证施治：运用中医诊断方法，对患者的复杂症状进行综合分析，判断为某种性质的证（证候），这是"辨证"；进而根据中医的治疗原则，确定治疗方法，这是"施治"。

供稿　罗哲婵
插画　罗哲婵

规律用药，预防卒中

专家导读

　　卒中(俗称"中风")是严重威胁人类健康的一类脑血管疾病,可以导致患者失语、麻木、偏瘫、长期卧床或终身瘫痪等后果,严重的甚至导致死亡。治疗卒中的药物品种繁多(包括溶栓药、抗血小板药、抗凝药等),在疾病进程的不同时期,用药也存在差异,药物使用不当可能导致严重的不良后果。下文系统介绍了卒中不同时期的常用治疗药物、药物使用的注意事项以及常见的用药误区,有助于人们更好地认识治疗卒中的药物,科学开展卒中管理,降低用药风险。

(导读专家:林能明)

　　随着社会经济的发展,脑血管疾病的发生率也越来越高,且呈现年轻化趋势。卒中(俗称"中风")是脑血管疾病的主要临床类型,包括缺血性卒中和出血性卒中。

　　缺血性脑卒中又称脑梗死,是指局部脑组织血液循环发生障碍,导致缺血、缺氧性坏死,引起相应神经功能受损的一类临床综合征,是卒中最常见的类型。卒中可导致失语、麻木、偏瘫等一系列后遗症。根据《中国脑卒中防治报告(2023)》,约75%的卒中幸存者会留下后遗症,40%会重度残疾,给患者及其家庭带来巨大的经济损失和身心痛苦。

　　药物治疗是治疗卒中的重要手段之一,接下来我们将介绍常用的治疗药物、用药注意事项及常见用药误区。

常用的治疗药物

　　常用的卒中治疗药物按疾病进程可分为超早期用药、急性期用药、恢复期/稳定期用药。

用药注意事项

1.超早期用药

静脉溶栓是恢复血流的重要措施之一，静脉溶栓药物（包括阿替普酶、尿激酶、替奈普酶等）可以溶解血栓。目前，阿替普酶是我国常用的溶栓药物，适用于发病4.5小时以内的患者（从发现卒中至用药的时间差须控制在4.5小时内）。

2.急性期用药

急性期用药包括抗血小板药、抗凝药、他汀类药物以及丁苯酞等。这些药物可以改善血液循环，预防血栓形成。

（1）抗血小板药：通过抗血小板聚集来预防血栓形成，适用于脑血栓形成的卒中患者。

1）阿司匹林：①大部分是肠溶片，一般于餐前半小时服用，除特殊情况外，不能掰开、嚼碎，需要整片吞服。具体服用剂量由医生根据病情调整，患者遵医嘱服用即可。②阿司匹林可能导致胃不适，还可能引起异常出血，如鼻出血、牙龈出血、皮肤瘀斑、黑便等。一旦出现这些情况，应立即到医院就诊。③阿司匹林服用后存在出血的风险，如果患者有手术安排，一定要事先告知医生正在服用阿司匹林，由医生根据情况决定是否停药。

2）氯吡格雷：不能服用阿司匹林该怎么办呢？氯吡格雷是一种常用的可替代阿司匹林的药物。①在服药期间，要关注有无鼻出血等异常出血，术前要告知医生当前用药情况。在特殊情况下，氯吡格雷可与阿司匹林一起服用，同时要密切关注有无异常出血的情况。②氯吡格雷经肝脏代谢生成活性物质（经过"活化"才有效），有些药物可能影响其疗效，如护胃药奥美拉唑。如果要同时使用其他药物，那么需向医生告知正在服用氯吡格雷。这是因为每个人对氯吡格雷的"活化"能力可能存在差别。目前，已有相应的方法来检测"活化"能力，这有助于精准用药。

3）其他抗血小板药：部分抗血小板药物可作为阿司匹林、氯吡格雷的替代用药，如替格瑞洛、吲哚布芬、西洛他唑等。

（2）抗凝药：适用于心源性脑卒中患者。

1）华法林：通过抑制维生素K发挥抗凝作用。①使用华法林时，需要监测凝血功能指标INR（目标值一般在2～3），医生会根据监测情况确定给药方案。②华法林是一种抗凝药物，同时也存在出血风险，和阿司匹林、氯吡格雷等药物一样，也要密切关注有无异常出血情况。③食物可影响华法林发挥作用，应尽量保持规律的饮食习惯。

2）新型口服抗凝药：有些人可能认为监测INR烦琐，也不想节制饮食，那么可以选择利伐沙班、达比加群等新型口服抗凝药，服用后无须监测INR，且饮食对药物的影响也不大。但此类药物同样存在出血的风险，所以仍需关注有无异常出血的情况。另外，如果有手术安排，要提前告知医生。

（3）他汀类药物：通过降低胆固醇、保护血管内皮、稳定及逆转斑块来抗动脉粥样硬化、减少卒中复发。

阿托伐他汀、瑞舒伐他汀是比较常用的他汀类药物。这类药物应定时服用，每天一次，晚上服用效果更好。服用他汀类药物要关注肝功能、肌酸激酶水平等生化指标，定期检查检验。用药后如果出现肌肉酸痛、乏力、食欲缺乏等不适，应及时到医院就诊。

（4）急性期其他药物：丁苯酞可以改善脑循环，具有促进缺血区血管新生、增加缺血区脑血流量等作用；巴曲酶、蚓激酶可以降低血浆纤维蛋白原，并具有轻度溶栓和抑制血栓形成等作用；依达拉奉具有保护神经等作用。

3.恢复期/稳定期用药

卒中患者康复后如何避免复发呢？遵医嘱规律服用抗血小板药、抗凝药、他汀类药物等。

常见用药误区

误区一：凭感觉服药

部分高血压、糖尿病患者仅凭感觉用药，认为无明显不适就无须用药，进而导致疾病恶化，增加卒中的发生风险。高血压、糖尿病都是脑卒中的危险因素,控制血压、血糖非常重要。

血压控制:血压一般控制在140/90mmHg以下,有糖尿病的患者控制在130/80mmHg以下,并且规律监测血压。部分降压药可能引起体位性低血压,日常站立或起床(从坐位或卧位到站立位)时动作宜缓慢。

血糖控制:空腹血糖(4.0～7.0mmol/L)、餐后血糖(＜10.0mmol/L)都应控制在目标范围内。规律服用口服降糖药物,正确、规范地使用胰岛素,同时要预防低血糖。

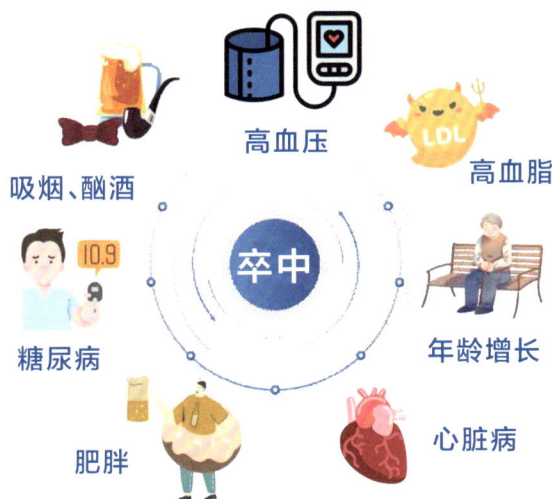

误区二:卒中症状改善后自行停药

部分卒中患者恢复后无明显后遗症,但仍需长期维持性治疗,规律服用抗血小板药、抗凝药、他汀类药物等预防复发。

误区三:只用药不复查

长期服用药物可能影响肝肾功能,故应定期复查。

最后必须强调的是,健康的生活方式是药物治疗的基石,如健康饮食、适当运动、戒烟限酒、控制体重等。

供稿 王丽江

插画 诸梦露

甲亢妈妈母乳喂养问题

专家导读

在临床上常见哺乳期妈妈合并甲状腺功能亢进症（简称甲亢）的情况。作者通过活泼、可爱的宝宝"小团子"引出问题，聚焦甲亢妈妈的哺乳期安全用药话题。我们在提倡母乳喂养的同时，既要让妈妈尽快康复，又不能影响婴儿健康。下文分别从母亲和婴儿两类人群角度出发，对药物代谢、不良反应、儿童安全等方面深入剖析并权衡利弊，生动、翔实地阐述甲亢妈妈哺乳期安全用药知识。

（导读专家：缪静）

我是小团子，是个刚出生的小宝宝。最近，我刚刚从住了10个月的"五星级套房"——妈妈的子宫里"退房"。开心的是，我开始了独立的新生活；烦恼的是，哺乳期妈妈患有甲亢，需要药物治疗，那我还能喝母乳吗？

在解答甲亢妈妈能否喂母乳前，我们先来了解"小团子"们为什么需要喝母乳，喝母乳有哪些好处呢？

母乳喂养对母亲有益处

(a)降低产后出血的风险；
(b)降低乳腺癌、卵巢癌和子宫内膜癌的发生风险；
(c)增进亲子关系的亲密度；
(d)降低养育成本。

母乳喂养对"小团子"们有益处

(a)母乳易消化吸收，促进宝宝肠道发育；
(b)母乳含有丰富的抗体，可以增强宝宝免疫力。

世界卫生组织和联合国儿童基金会推荐对所有婴儿进行母乳喂养：出生后至6个月，纯母乳喂养；持续母乳喂养至2岁或2岁以上。

小团子：母乳喂养真是好处多多啊。可是我的妈妈患有甲亢，需要长期药物治疗，母乳含有药物会不会伤害我？会不会影响我的语言发育和智力发育？

甲亢妈妈可不可以进行母乳喂养？

目前，临床上常用的甲亢治疗方法有药物治疗和手术治疗。治疗药物有硫脲类药物（甲巯咪唑和丙硫氧嘧啶）、β受体阻滞剂和碘131等。

（1）根据妊娠和产后甲状腺疾病诊治指南，服用低至中等剂量甲巯咪唑和丙硫氧嘧啶对母乳喂养儿是安全的。

（2）Hale哺乳期药物危险分级系统是由美国儿科学教授Thomas W. Hale提出的。该系统将药物的哺乳安全性由高至低分为L1（最安全）、L2（较安全）、L3（中等安全）、L4（可能危险）、L5（禁用）五个等级，且每2年更新一次。

甲巯咪唑与丙硫氧嘧啶都属于L2级（较安全）药物。一般认为L1和L2级药物对乳汁的影响很小，可维持母乳喂养。

分级	危险程度	释义
L1	最安全	大样本对照研究，没有证据证明对新生儿有危害，或危害甚微
L2	较安全	小样本对照研究，有危险性的证据很少
L3	中等安全	没有在哺乳期进行对照研究，但喂养婴儿出现很轻微的非致命性副作用，可能存在危害性
L4	可能危险	有明确的危害性证据
L5	禁用	已证实对婴儿有明显的伤害

综上所述，结合权威指南以及Hale哺乳期药物危险分级可知，甲亢妈妈服用上述两种药物后，仍可以进行母乳喂养。

甲巯咪唑与丙硫氧嘧啶，谁更安全？

甲巯咪唑与丙硫氧嘧啶，谁更安全呢？下面我们从三个方面为小团子答疑解惑。

乳汁中药物含量

由药理学参数可知,丙硫氧嘧啶具有半衰期短、血浆蛋白结合率低等特点,乳汁中药物含量低。而甲巯咪唑通过乳汁进入婴儿体内的量是丙硫氧嘧啶的4～7倍。

尽管如此,患有甲亢的哺乳期妈妈服用中等剂量的丙硫氧嘧啶或甲巯咪唑,婴儿甲状腺功能几乎无差异,母乳喂养的婴儿语言和智力发育未受到影响,也未见婴儿发生粒细胞缺乏或肝病的报道。

乳汁中甲巯咪唑的含量高于丙硫氧嘧啶,但含量差异对婴儿发育并无明显影响。

> 乳汁中药物含量:甲巯咪唑＞丙硫氧嘧啶,但两者的安全性数据无差异。

不良反应

丙硫氧嘧啶的肝毒性大于甲巯咪唑,因此除病情严重、妊娠早期等特殊情况首选丙硫氧嘧啶外,其他情况首选甲巯咪唑。

> 不良反应:甲巯咪唑＜丙硫氧嘧啶。

儿童用药安全

越来越多的证据表明,丙硫氧嘧啶具有肝毒性,且肝毒性在儿童中的发生率更高。美国食品药品监督管理局不推荐将丙硫氧嘧啶作为儿童一线药物。治疗儿童和青少年甲亢的首选药物是甲巯咪唑,且有婴幼儿推荐剂量。

> 儿童用药安全:甲巯咪唑＞丙硫氧嘧啶

综上所述,基于不良反应、儿童用药安全等多方面权衡,哺乳期治疗甲亢的首选药物是甲巯咪唑。

甲亢妈妈能否食用含碘盐，以及少量海带、海鲜？

首先，健康成年人碘的推荐摄入量为150微克/日。中国营养学会推荐，哺乳期女性的碘摄入量为240微克/日。宝宝所需的碘需要从乳汁中获得，因此哺乳期妇女需要增加碘的摄入量。

母乳喂养（尤其是全母乳喂养）的宝宝，乳汁是碘的唯一摄入来源。如果限制甲亢妈妈碘摄入，则宝宝的碘摄入量往往不足，可能导致宝宝甲状腺功能减退而影响智力发育。

因此，甲亢妈妈在哺乳期（尤其是全母乳喂养期）可以正常食用含碘盐、海产品等。同时，需要定期监测妈妈的甲状腺功能，若有异常，应及时调整治疗甲亢药物的剂量。

温馨提示

1.为了最大限度地减少宝宝从母乳中摄入治疗甲亢的药物，哺乳完毕后应立即服药，间隔3～4小时再哺乳。其间，若需要给宝宝喂食，则可投喂预先保存的乳汁或冲泡的奶粉。

2.妈妈服药后常会出现荨麻疹、恶心、呕吐、味觉丧失、异常脱发等不良反应。如为一过性，则可不予特殊处理；如不良反应持续存在，则应及时就诊。

3.应定期监测妈妈的血常规、肝功能、甲状腺功能，定期至内分泌科复诊。

4.应在1个月和3个月后评估宝宝的甲状腺功能。关注宝宝的生长发育情况。

供稿　胡庆庆

乳腺癌用药小贴士——芳香化酶抑制剂

专家导读

　　内分泌治疗是一种常用的乳腺癌药物治疗方法,一般需要较长期用药(5年)。下文介绍了临床主要应用的3种内分泌治疗药物芳香化酶抑制剂——依西美坦、来曲唑、阿那曲唑,包括其作用原理、药物特点、药物选择、服用方法、服药注意事项、药物不良反应及管理等,对乳腺癌患者长期用药有较好的指导作用。

（导读专家:卢晓阳）

　　据"全球癌症统计报告2024版"数据,在全球范围内乳腺癌对女性健康的影响特别严重,女性中乳腺癌发病率居首位。在"世界药师日"用药咨询公益活动现场,我们遇到了蔡阿姨,一位乳腺癌术后患者,她正在接受内分泌治疗——服用依西美坦。蔡阿姨带着几分焦虑,向药师咨询了用药相关的问题。

什么是内分泌治疗?

　　乳腺癌有一种类型是"激素受体阳性"型。研究证实,对于这类患者,通过抑制体内的雌激素水平,可以有效控制肿瘤的生长,这种治疗方法被称为内分泌治疗。

芳香化酶抑制剂的作用原理是什么? 有哪些特点?

　　绝经后的激素受体阳性乳腺癌患者体内的雌激素主要由肾上腺分泌的雄激素转化生成,而芳香化酶抑制剂可抑制该过程,从而降低体内雌激素水平,达到抗肿瘤的目的。目前,临床上使用的是第三代芳香化酶抑制剂,包括来曲唑、阿那曲唑和依西美坦等,它们具有高度选择性,且与第

一、二代芳香化酶抑制剂比较，不良反应较小；在用法方面，每天只需服用一次。其中，来曲唑和阿那曲唑的吸收不受食物影响，餐前餐后均可服用；依西美坦会受到食物影响，要求在餐后半小时服用。需要注意的是，妊娠期和哺乳期妇女禁用芳香化酶抑制剂。

芳香化酶抑制剂的药学特点

	来曲唑	阿那曲唑	依西美坦
分类	非甾体类	非甾体类	甾体类
与芳香化酶结合	可逆结合	可逆结合	不可逆结合
服药时间	均可	均可	餐后服用
用法	2.5毫克 每日一次	1毫克 每日一次	25毫克 每日一次
妊娠期和哺乳期妇女	🚫	🚫	🚫

如何选择芳香化酶抑制剂？

相关临床研究证实，来曲唑、阿那曲唑、依西美坦的疗效几乎相同。临床上，医生主要结合患者的具体情况来选择合适的芳香化酶抑制剂。例如，对于肝功能不全患者，优先推荐来曲唑，每天一次；对于肾功能不全患者，优先推荐来曲唑；对于肝肾功能不全患者，应避免使用阿那曲唑，而依西美坦使用后须严密监测。又如，对于合并高胆固醇血症的患者，优先选择依西美坦，这是因为依西美坦属于甾体类芳香化酶抑制剂，对人体脂质代谢的影响较非甾体类芳香化酶抑制剂（来曲唑、阿那曲唑）小；对于合并骨质疏松的患者，依西美坦对人体的影响较小。但是，依西美坦的胃肠道反应比来曲唑、阿那曲唑大，对于合并消化不良的患者，可以优先选择来曲唑、阿那曲唑。

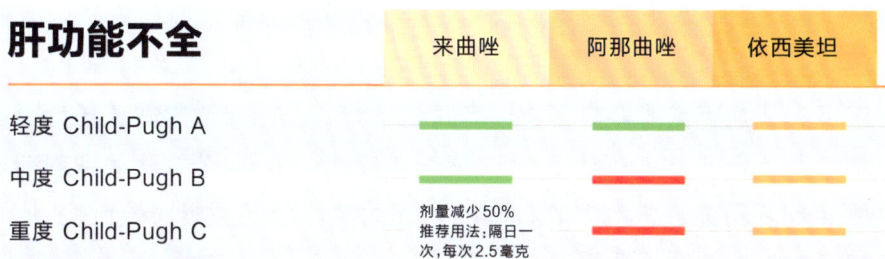

肝功能不全	来曲唑	阿那曲唑	依西美坦
轻度 Child-Pugh A	优选	优选	慎用
中度 Child-Pugh B	优选	禁用	慎用
重度 Child-Pugh C	剂量减少50% 推荐用法:隔日一次,每次2.5毫克	禁用	慎用

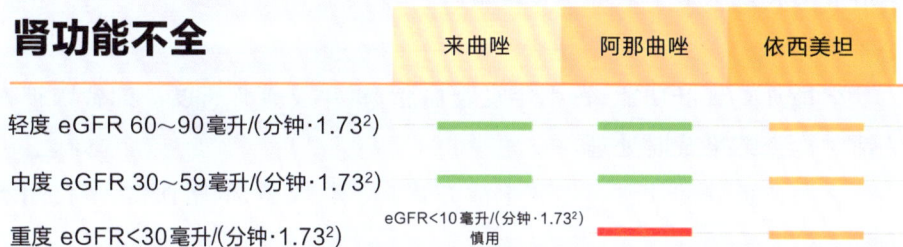

肾功能不全	来曲唑	阿那曲唑	依西美坦
轻度 eGFR 60～90毫升/(分钟·1.73²)	优选	优选	慎用
中度 eGFR 30～59毫升/(分钟·1.73²)	优选	优选	慎用
重度 eGFR<30毫升/(分钟·1.73²)	eGFR<10毫升/(分钟·1.73²)慎用	禁用	慎用

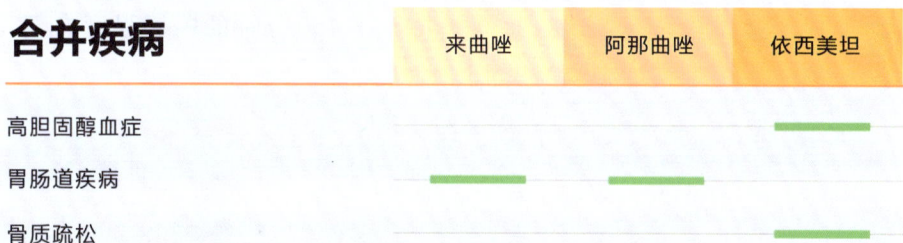

合并疾病	来曲唑	阿那曲唑	依西美坦
高胆固醇血症			优选
胃肠道疾病	优选		
骨质疏松			优选

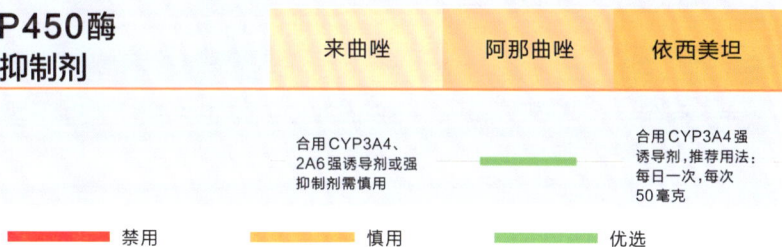

合用CYP450酶诱导剂或抑制剂	来曲唑	阿那曲唑	依西美坦
	合用CYP3A4、2A6强诱导剂或强抑制剂需慎用	优选	合用CYP3A4强诱导剂,推荐用法:每日一次,每次50毫克

禁用　　慎用　　优选

服药期间有哪些注意事项?

☞ 按时服药

如漏服药物,应及时补服;但如果与下次服药的间隔时间小于12小时,就不用补服了。

☞ 关注药物的不良反应

芳香化酶抑制剂的不良反应主要由雌激素缺乏引起,比如骨质疏松、骨关节疼痛、骨折等骨相关症状，在服用芳香化酶抑制剂前应测定骨密度；如果在治疗过程中出现肌肉、关节疼痛等不良反应，需及时告知医生，由医生评估是否需要调整药物或者对症治疗；此外，雌激素缺乏还可引起围绝经期综合征，出现潮热、盗汗、疲乏等症状。另外，芳香化酶抑制剂还可能导致肝功能异常等，如来曲唑、阿那曲唑可引起高胆固醇血症，依西美坦可引起胃肠道不适等不良反应。

☞ **不良反应的管理方法**

✔每月复查肝功能；每半年复查血脂；每年复查骨密度。配合医护人员针对检查结果及时处理。

✔保持良好的饮食习惯和生活方式，戒烟、戒酒，低脂饮食，多食用水果、蔬菜。

✔保持良好的运动习惯，每周坚持至少150分钟的中等强度有氧运动（走路、慢跑等），控制体重。

供稿 梁　静
插画 何雯洁 洪　倩